村松静子 監修

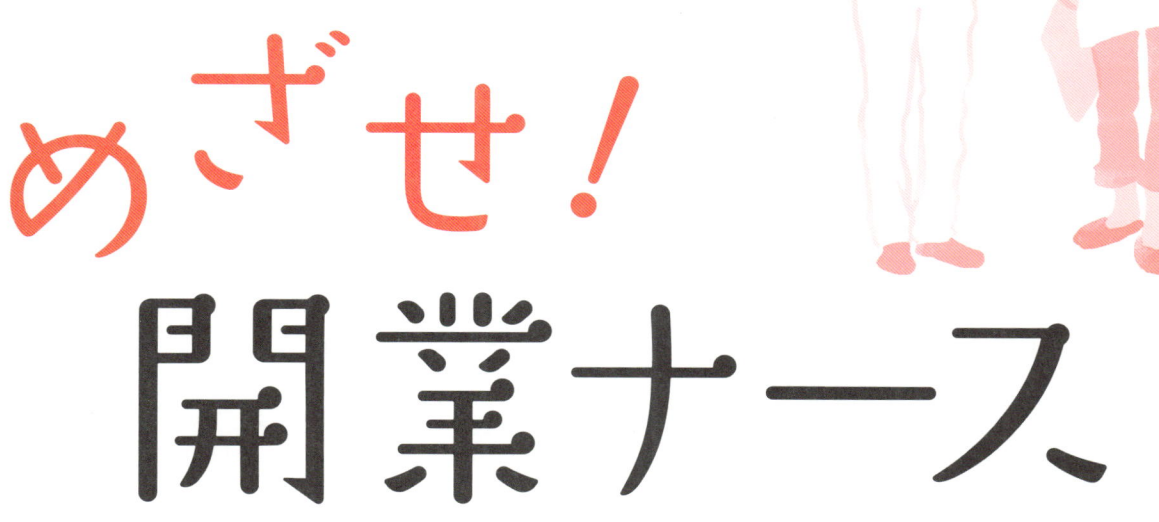

めざせ！開業ナース
地域での起業25の実際

在宅看護・介護から
多機能サービス，
ワンコイン健診，
街角ホスピスまで

日本看護協会出版会

執筆者一覧

監修者
村松 静子　　在宅看護研究センター LLP 代表

執筆者（執筆順）
村松 静子　　（前掲）
神田 春美　　有限会社シーズン 代表取締役／柊訪問看護ステーション 管理者
平原 真紀　　訪問看護ステーションベビーノ 所長
袴田 洋子　　ケアプランわかば 代表
田口 アキ子　　有限会社より愛 代表取締役
小林 和枝　　有限会社こばやしさんち 代表取締役
大石 逸子　　有限会社地域ケアプラン研究所・海 オーナー
北村 叔子　　特定非営利活動法人 重症身体障害者と共に歩む会 理事長／歩む会ナースセンター 所長
當山 房子　　有限会社福祉ネットワーク・やえやま 代表・ケア統括部長
横手 喜美恵　　株式会社マザーハウス 代表取締役
吉松 泰子　　株式会社誠心 代表取締役／住宅型有料老人ホーム プランダムール 施設長
松本 京子　　株式会社なごみ 代表取締役／訪問看護ステーションあさんて 管理者／NPO法人神戸なごみの家 理事長
滝口 美重　　ベア・オリーブ有限会社 取締役／ベア・オリーブ訪問看護ステーション 所長
坂田 幸枝　　ベア・オリーブ有限会社 代表取締役
内田 幹也　　株式会社ラ・ケア 代表取締役
堀内 園子　　NPO法人なずなコミュニティ 看護研究・研修企画開発室室長／かかりつけナースの会 代表
堀内 静子　　有限会社せせらぎ 代表取締役／認知症対応型共同生活介護施設グループホームせせらぎ ホーム長
小野寺 アキ子　　NPO法人第二のわが家 非常勤理事・元副理事長
原田 典子　　原田訪問看護センター 代表／コミュニティプレイス生きいき 施設長
川添 高志　　ケアプロ株式会社 代表取締役社長
山本 典子　　株式会社メディディア医療デザイン研究所 代表取締役
立野 好子　　アーユルヴェーダスタジオ たてまるメンテナンス 代表
髙丸 慶　　株式会社ホスピタリティ・ワン 代表取締役
西田 壽代　　足のナースクリニック 代表／一般社団法人日本トータルフットマネジメント協会 会長
鈴木 恵　　一般社団法人 Kukuru（くくる） 代表理事
工藤 明美　　NPO法人小町ウイング カフェ型保健室しらかば 代表理事
萩原 正子　　一般社団法人オフィス萩原 代表理事
桐木 智一　　和みの風 オーナー

＊本書は、月刊誌「コミュニティケア」（小社刊）に掲載された連載「めざせ！開業ナース」と特集「今年はチャレンジ！開業ナース」（2010年7月号〜2012年12月号）の記事を基に、新たな情報の加筆と修正を行い、書籍としてまとめたものです。

刊行にあたって

　みなさんは"開業ナース"という言葉を聞かれたことがあるでしょうか？
　開業ナースとはひとことでいうと"起業する看護職"のことをいいます。身近なところでは、訪問看護ステーションを開設している看護職などをイメージされる方が多いのではないでしょうか。
　看護職による起業は、実際のところ、驚くほどバリエーションに富んでいます。提供されるサービスは介護保険・医療保険が適用されるものをはじめ、制度の枠を越えたもの、両者を組み合わせたもの、より柔軟な新しい発想から生まれたものなど、多岐にわたっています。事業形態も個人、株式会社、有限会社、NPO法人など多様です。

　本書では、月刊誌「コミュニティケア」（日本看護協会出版会）に2年半にわたり掲載された連載「めざせ！開業ナース」および特集「今年はチャレンジ！開業ナース」の記事を書籍化、実際に地域で起業し活躍している全国の看護職27人の体験を紹介しています。さまざまな背景をもつ方が、それぞれどのようなきっかけで起業し、どのような準備を経て、実際にそれぞれのサービスを提供しているのか。これらのポイントはなにか。さらに、どんなことを大切にし、利用者や地域の方々と関係づくりをしているのか。そして、始めたあとに事業を継続させているか。それらを、起業を考えておられる方にも役立つよう具体的なアドバイスを交えて項目立て、読みやすくまとめました。

　現在、看護師の多くは医療施設に勤務をしています。本書でとりあげる「在宅」や「地域」については、近年の在院日数短縮などの施策から関心が高まっており、特に、在宅療養支援の視点からの退院調整や多職種連携については必要性が認識されているところです。
　ただ、一方では、以下のような声が聞かれる現実もあります。
　「"在宅"といわれてもピンとこない」
　「"退院後の患者さんの療養を支える"といっても、日々の業務をこなすのが精一杯。それらは退院調整や地域連携の担当者にまかせている」
　「訪問看護師がどんな仕事をしているのかイメージがわかない」
　「自分には正直、あまり関係ないと思っている」
　また、学校の教員の方からも
　「"地域"や"在宅"看護を学生に教えるためのよい教材がない」
などの声が聞かれます。

　「コミュニティケア」は、もともと訪問看護師や特別養護老人ホーム（特養）のナースを対象とした雑誌で、連載掲載当時から好評を得ましたが、予想以上に

病院勤務のナースや学校の教員の方などからも反響があり、「在宅や地域のイメージがわく」「学生の教材に使いたい」などの声をいただきました。そこで書籍化にあたっては、起業を検討されている方、すでに在宅や地域で活躍中の方はもちろん、病院勤務のナース、特に連携や退院調整にかかわる方や管理者、学校の教員・学生など、幅広い方々に役立てていただけるよう編集を加えました。

　本書で取り上げた"開業ナース"は、起業のきっかけや背景、起業している地域、提供するサービスなどはさまざまです。訪問看護経験がある方、病院の看護管理者だった方、病棟勤務をしていたスタッフの方、教員をしていた方、家庭に入ったのち家族の介護をきっかけに起業した方、行政に携わっていた方、着物の図案家から転身した方……などなど。それぞれが、それぞれの思うところから、"経験"を生かし、創意・工夫をこらした"それぞれの看護""それぞれのサービス"を生み出し、提供してきた姿が、実感をもって伝わることと思います。
　「ナースだから気づけること、できること」
　「ナースだから発揮できる力、構築できるサービス」
　そして
　「ナースだから力を発揮できる"場"」
があると思っています。その"場"は、病院かもしれません。教育の場だという方もあるでしょう。ただ、場はさらに広く、多様です。自ら、そして"人との輪"をつくりながら"看護の原点"を改めて見つける。本書をお読みいただくことを通じて、日常を振り返りつつ、そんな発見や新たな一歩につなげていただければ、とても幸いに思います。

　私は、日本で初めて起業した看護師と言われています。かつて登記所に会社を起こす申請をした折には、「看護師が起業なんて、例がない」と追い返されたものです。「看護師って、会社はつくれないんじゃないかな。厚生省では、看護師だけでこのような形をとるのは初めてだそうですよ」と、登記官に言われた言葉は忘れられません。いまや、時代は変わりました。訪問看護ステーションは7,000を超え、いろいろなサービスができ、株式会社でもNPOでも一般社団法人でもなんでもできます。ベテランナースも若い方も、そして男女を問わず、「起業してみようかな」と思えば、誰でも、いつでも起業できる時代です。
　時代がいま、"看護師による起業"の背中を押してくれています。

2013（平成25）年12月

監修者・執筆者を代表して
在宅看護研究センターLLP代表
村松静子

CONTENTS

執筆者一覧 ……………………………………………………………………………………………… ii
刊行にあたって …………………………………………………………………（村松　静子）……… iii

第1章　開業ナースへの期待

総論　"開業ナース"パイオニアの立場から

"自分の信じる看護"を地域で展開しませんか
— 日本で初めて看護師として起業 —　村松　静子 ……………… 002

開業ナースとは？／看護師として日本で初めての起業／訪問看護ステーションの始動／看護師が開業するということ／"看護師が行う看護"が社会に認知されるきっかけに／開業ナースを支援する法人（非営利）を設立／「開業してみよう」と思ったら／

第2章　起業の実際①　介護保険・医療保険サービス編

事例1　訪問看護

必要だと思ったときに必要なケアを提供したい
— 法人立から独立、訪問看護ステーションを開設 —　神田　春美 ……………… 012

病棟看護への疑問などから訪問看護の道へ／必要なときに必要なケアが提供できない／訪問看護ステーションを開設／小児訪問看護で家族のレスパイトを支援／幼稚園や小学校に出向き家族の社会参加を助ける／開業して思うこと・よかったこと

事例2　訪問看護（乳幼児専門）

NICU退院後のベビーと家族をサポートしたい
— 仲間とともに訪問看護ステーションを開設して —　平原　真紀 ……………… 019

NICU退院後のベビーの子育て支援サービス／NICUの看護師・主任として募らせた"想い"／「今、やらないと一生後悔する」病院を退職、開業へ／開設にあたりぶつかった"壁"／本当にやりたいことができている幸せ／今後のベビーノの抱負

事例 3 居宅介護支援

"相談援助職のプロ"として歩むケアマネジャーの道
── "独立型"居宅介護支援事業所を開業して ── 袴田 洋子 027

訪問看護師から"独立ケアマネジャー"に／他のサービスを併設しない事業所を／経費シミュレーションを経て開業を決意／法人設立、指定申請、そしてついに開業！／ケアマネジャー増加で"お客様争奪戦"／"独立型"居宅介護支援事業所の運営のむずかしさ／それでも"独立ケアマネジャー"を辞めない理由／開業後の転換期を迎えて／実践の振り返りを怠らない「相談援助職」として

事例 4 小規模多機能型居宅介護・グループホーム

在宅介護を支える地域の拠点をつくる
── 小規模多機能型居宅介護で開業して ── 田口 アキ子 035

山・畑・菜の花に囲まれた地で／主婦から介護事業の開設者へ／開業のきっかけ：自分の介護への確信／通い・宿泊・訪問と居住のサービスを提供／畑・地域交流スペース・自然食の店を設ける／小規模多機能型居宅介護事業所（者）ネットワーク始動！／「菜の花プロジェクト」への参画／24時間365日地域を守る　小規模多機能型居宅介護の可能性

第3章　起業の実際②　多機能サービス編

事例 5 デイサービス・小規模多機能型居宅介護・訪問看護・訪問介護・居宅介護支援・グループホーム・フリーハウス

"私にできることはないかしら"という思いを抱いて
── "地域密着型"の多機能施設を開業して ── 小林 和枝 046

自然発生的に生まれたフリーハウス／地域密着型施設を開設／思い切って有限会社を設立、事業を拡大／それぞれの事業の体制と特徴／「こばやしさんち」の今後／開業してよかったこと・開業時の注意点

事例 6 デイサービス・地域ネットワークづくりの支援・講演活動

看護師が有効な資源だと実践で社会に示し続ける
── 看護人生の総括としての開業 ── 大石 逸子 055

看護を看板に掲げて"素手の看護"を提供したい／夢に付き合ってくれる友人たちと開業！／リスクを背負い"生きがい"を支援する／"看護の力"をその人の生活に応じて直接活かせる／往診医のいない集落での看取りも支える／地域ネットワークづくりの支援／看護師が有効な社会資源だと実践で示し続ける

事例 7　訪問看護・訪問介護・居宅介護支援・重度身体障害者のグループホーム

障害者と小児、家族を 24 時間対応訪問看護で支える

―― 人生のファイナルワークとして訪問看護事業を起業 ――　北村　叔子 ……… 063

ファイナルワークとして起業／訪問看護ステーションの立ち上げに向けて／起業してから感じたこと／運営にあたり気をつけていること

事例 8　居宅介護支援・デイサービス・訪問介護・小規模多機能型居宅介護・グループホーム

認知症ケアに自負、個別ケアを理念に取り組む

―― 5つの事業を運営する介護サービス事業所を開業 ――　當山　房子 ………… 070

看護部長の立場で兼務した退院調整をきっかけに／福祉を学ぶ／ネットワークができあがり開業！／3事業からのスタート／個別ケアが地域で認められ利用者が増加／小規模多機能型居宅介護・グループホームの開設／ミスマッチ解消に向けての看護職への期待／地域で暮らしていると実感できる機会を設ける／"地域と共に"を推進する事業所として／選択される事業所になるために

事例 9　訪問介護・居宅介護支援・訪問看護・高齢者マンション・家政婦紹介・ヘルパー養成・研修

地域で困っている人々に必要なケアを届けたい

―― 介護が必要な高齢者・障害者のサポート事業を運営 ――　横手　喜美恵 …… 082

看護学校の教員から訪問看護の現場へ／地域のニーズに応えるため開業を決意／介護が必要な方のサポート事業を開業／開業してよかったこと・これからのこと

事例 10　住宅型有料老人ホーム・介護付有料老人ホーム・訪問看護・訪問介護・居宅介護支援・デイサービス

"終の場所"で穏やかな看取りを実現させたい

―― 外部サービス導入型有料老人ホームを設立 ――　吉松　泰子 ……………… 089

"わがままに"暮らしていただける在宅ホスピスを／"人が主役"となる看護をめざして／人生の物語を完成させるために／"終の場所"とは"人生の物語を完成させる場所"

事例 11 **訪問看護・居宅介護支援・ホームホスピス**

最期まで"当たり前の暮らし"ができる自宅同様の環境を
——"街角ホスピス"として神戸なごみの家を開設——　松本 京子 ････ 096

たくさんの人々に支えられて実現／当たり前の暮らし／適切な症状緩和ができる体制を構築／着実に成長する"街角ホスピス"／命のバトンがご遺族の生きる力に

事例 12 **訪問看護・デイサービス・小規模多機能型居宅介護・コンサルティング・人材育成の支援・メディカルアロマサロン**

質の高い訪問看護とともに職員のアセスメント能力育成を
——訪問看護ステーションとデイサービスを開設——　滝口 美重　坂田 幸枝 ････ 103

理念・ビジョンが共通の2人だから前進できた／それぞれの訪問看護と2人の出会い／訪問看護ステーションとデイサービスを開設／「自ら考えて判断し、行動できる」職員の育成／専門職のキャリア発達支援の実践へ向けて／新たな挑戦"複合型サービス"

事例 13 **訪問入浴介護・訪問介護・介護タクシー・居宅介護支援・小規模多機能型居宅介護・デイサービス・認知症対応型通所介護**

地域に根差した介護サービス事業所をめざして
——訪問入浴介護からスタートした挑戦——　内田 幹也 ････ 111

転職を余儀なくされて看護の世界へ／訪問入浴介護を提供する会社を設立／"地域に根差す"ことこそが原点／20年の経験を踏まえてさらなるステップを

事例 14 **グループホーム・デイサロン・かかりつけナース・セミナー・看護研究相談**

認知症高齢者の気持ちに添うよう丁寧にかかわる
——グループホームとデイサロンを開業——　堀内 園子　堀内 靜子 ････ 117

母娘の看護師コンビによる起業／自分の理想のケアができる場所をつくりたい／スタッフに相応の能力と根気が要求されるケア／NPO法人なずなコミュニティを設立

事例 15 **認知症対応型通所介護・居宅介護支援・ナイトケア・ふれあい喫茶・元気な高齢者対象の昼食会**

認知症高齢者に安心して地域で暮らし続けてほしい
——デイサービスなどに自主事業を加えて展開——　小野寺 アキ子 ････ 124

ケアマネジャーと看護師の2人で開業／居宅介護支援とデイサービスでスタート／介護保険サービスと自主事業で高齢者を支える／私たちが大切にしていること／介護を通じて広がった視野

事例 16　訪問看護・ショートステイ

利用者の活動の原動力になるケアを提供したい

——開業・経営の鍵は"ヒト・ヒト・ヒト"——　原田 典子 ………………… 131

"自分のやりたい看護"を実現するために／"雇われ"から"開業"訪問看護師へ／開業に当たって準備した「ヒト・モノ・おカネ」／訪問看護事業の経営安定化のポイント／利用者の活動の原動力となるケアを自負／2012年ショートステイ施設を開設

第4章　起業の実際③　新たなサービスの創造編

事例 17　予防医療ビジネス（自己採血による健康診断）・訪問看護

"健診弱者"を救い医療業界変革の担い手に

——自己採血の"ワンコイン健診"を開業して——　川添 高志 ………………… 140

病棟勤務で感じた予防医療の必要性／起業のきっかけは祖父の闘病生活／会社を設立、事業をスタート／予防医療ビジネスで医療業界を変えたい／24時間365日対応の訪問看護も開始

事例 18　医療・看護・介護用品の開発・販売

医療現場をホスピタリティあふれる空間にしたい

——商工会議所の起業セミナー受講を経て開業——　山本 典子 ………………… 148

始まりはサージカルテープカッターの開発／看護師をやりながら商品開発の準備／山あり谷ありの商品開発／苦労した販売・マーケティング／2作目の商品として点滴台を開発

事例 19　アーユルヴェーダ

体が本来持つ自然治癒力を引き出す技を実践したい

——身体と心のメンテナンスに取り組むお店を開業——　立野 好子 ………………… 154

インド医学の考え方を基本にしたケア／転機となった中国留学／アーユルヴェーダを学び実践を深める／勢いで一気に突っ走り開業を実現

事例 20　保険外の訪問看護を軸とした介護サービス

制度の縛りに苦しむ患者さんたちを救いたい

——保険外・オーダーメイドのサービスを提供——　髙丸 慶 ………………… 161

目の前のニーズを解決することが自分の使命／オーダーメイドの訪問看護・訪問介護を提供／今後のビジョンと抱負

事例 21　病院・施設でのフットケア指導・講演活動
医療・介護・福祉のフットケアの普及・啓蒙をめざして独立
――専門の組織づくりから多職種連携までサポート――　西田　壽代 ……… 168

「足のナースクリニック」とは／本当に必要な医療を必要な人たちに／医療・介護・福祉のフットケアをライフワークに／「足のナースクリニック」の活動／施設コンサルテーションの実際／足から幸せを届けたい

事例 22　バリアフリー旅行支援・小児在宅支援
介護経験者ならではの"家族のための支援"を
――制度に阻まれず希望をかなえる――　鈴木　恵 ……… 175

"ダブル介護"と訪問看護の経験がきっかけに／「自分のやりたいことができる」と沖縄へ／バリアフリー旅行支援事業／小児在宅支援事業／最終目標は英国式の小児ホスピス

事例 23　コミュニティカフェ
高齢者にとって気軽な"居場所"で新たな互助を
――ワンコインの"カフェ型保健室"を運営――　工藤　明美 ……… 184

高齢者の思いをくみ取り自分ができることは何か／新しい福祉に挑戦するカフェ型保健室／生き生きした利用者の姿から看護の原点を教わる／"看護の力"で社会貢献したい

事例 24　研修講師・訪問看護ステーションの経営・運営コンサルティング
訪問看護ステーション管理者に経営・運営方法を教えたい
――全国の訪問看護師をつなぐ"橋渡し"として――　萩原　正子 ……… 191

日本訪問看護財団の研修講師として／一般社団法人設立へ／起業して感じたこと／研修講師の役割／コンサルテーションによる管理者支援／ステーション経営のイメージを変える

事例 25　バリアフリーの宿・訪問看護
旅行がむずかしい方にも旅の幸せを感じてほしい
――"看護師の視点"が生かせる宿をオープン――　桐木　智一 ……… 197

看護師から宿のオーナーへ――どうして宿なの？／看護師として働きながら宿をオープン／日常を忘れてリラックスしてもらいたい／個別性あるサービスに生かされる"看護の視点"／1人でも多くの方に旅の幸せを感じてもらいたい

第1章

開業ナースへの期待

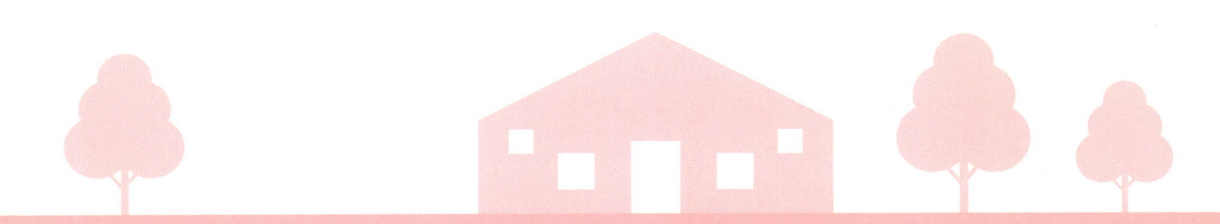

総論 ● "開業ナース" パイオニアの立場から

"自分の信じる看護"を地域で展開しませんか
― 日本で初めて看護師として起業 ―

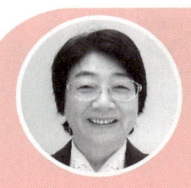

村松　静子　むらまつ　せいこ
在宅看護研究センターLLP　代表
看護師／臨床心理士

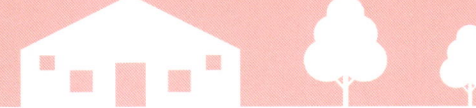

Profile

秋田県出身。日本赤十字中央女子短期大学（現・日本赤十字看護大学）卒業。厚生省看護研修研究センター、明星大学人文学部心理・教育学科を経て、筑波大学大学院教育研究科修士課程カウンセリング専攻修了。日本赤十字社中央病院、秋田県立脳血管研究センター勤務後、日本赤十字社医療センターICUの初代看護婦長、日本赤十字中央女子短期大学専任講師、日本赤十字看護大学兼任講師を経て、1986年有限会社在宅看護研究センター（現・在宅看護研究センターLLP）設立。1995年には看護コンサルタント株式会社を設立。2009年度エイボン女性大賞、2011年第43回フローレンス・ナイチンゲール記章受賞、同年第10回筑波大学心理学系田中敏隆賞受賞。

開業ナースとは？

起業で"業"を"開"く

"開業ナース"ということばを聞かれたことがありますか？

これは私の造語ではありません。あるジャーナリストの方が私のことを"開業看護婦"と呼んだのが、その始まりです。

"開業"とは、「事業を始める」「起業する」という意味ですが、「看護の"業"を"開"く」ことがすなわち"開業"なのだと考えると、誠にふさわしい名称だと思い、それ以来使わせていただいています。

「"業"を"開"く」には、2つの意味があります。

1つは、新たなサービスを創造したり、既存のサービスをミックスして新たなものをつくるなど、「看護の機能を拡げる」ことです。

もう1つは、「看護とは何ぞや」と、とことん「看護を追求する」ことです。これらはどちらも重要です。

● アレンジ・創意工夫したサービスを提供

　看護を、自分が考える"あるべき看護"にアレンジし、創意工夫して提供するのが開業ナースです。同じような形態であっても「こだわる部分」は人によって少しずつ違います。ですから、1つとして同じものはありません。本書では介護保険・医療保険が適用されるサービスから、適用外のサービス、それらを組み合わせたサービス、より柔軟で新しい発想から生まれたサービスまで、多様な起業とサービス提供の実際を、25の事例・27人の開業ナースの取り組みを通じてご紹介します。

看護師として日本で初めての起業

● 在宅看護研究センターの設立

　開業ナースについて述べるにあたり、まず私自身のことをお話ししましょう。

　私が開業してから27年、看護の現場に出てからは44年が経ちました。「必要なときに必要な看護を、必要なだけ、年齢を問わず提供できるシステムをつくりたい」との大きな思いを持って「有限会社在宅看護研究センター」（現・在宅看護研究センターLLP〔Limited Liability Partnership：有限責任事業組合[*1]〕。以下、当センター）を設立したのは1986（昭和61）年のことです。看護師による開業は、日本では初めてのことでした。

　現在、当センターの組合員となっている在宅看護研究センター収益事業部門の2法人は、在宅看護実践だけではなく、在宅看護の資質向上をめざして、他の機関とのコラボレーションを軸に、独自の認定資格を創出したり、研修システムの構築、海外との交流、関連教材・商品の共同開発などに取り組んだりしています。また、在宅看護に携わりたい開業ナースの支援にも力を注いでいます[*2]。

　ちなみに「在宅」とは、自宅などの「居宅」のことをいい、厚生労働省令で定める施設を含みます。ここで提供される看護が「在宅看護」です。

● 始まりはボランティアの訪問看護から

〔開業のきっかけ：ICU患者Kさんとの出会い〕

　開業する理由は人それぞれでしょう。しかし、いずれも「きっかけ」があります。私の場合、そのきっかけとなったのはICUの患者であった女性Kさんとの出会いです。当時、私は33歳で、日本赤十字社医療センターICUの初代看護師長としてその立ち上げからかかわり、多忙な日々を送っ

[*1] 創業を促し、企業同士のジョイント・ベンチャーや専門的な能力を持つ人材の共同事業を振興するために、民法組合の特例として2007年に経済産業省によって創設された制度。出資者全員の有限責任（組合員の責任は出資額の範囲内）、内部自治の徹底、構成員課税（法人ではないので組合には課税しない）の適用という特徴がある。
詳しくは http://www.meti.go.jp/policy/economy/keiei_innovation/keizaihousei/llp_seido.htm

[*2] 事業目的などの詳細は
http://www.nursejapan.com/enurse/files/LLPprof.pdf

ていました。Kさんは55歳。うつ状態から自殺を図りICUで一命はとりとめたものの、意識は戻りませんでした。3年後、母校の日本赤十字中央女子短期大学が4年制の看護大学に転換することになり、私は準備室に出向して設立準備にかかわっていました。そんなとき、Kさんのご主人から「助けてください」と連絡があったのです。

〔退院後どう生きるかを支えるのも看護師の仕事〕

　Kさんは、依然意識が戻らないまま、胃管、気管カニューレ、持続導尿カテーテルを装着した状態で退院を余儀なくされていました。どこの医療施設にも引き受けてもらえないため、ご主人はKさんを家に連れ帰って介護することを決意されているという状況でした。

　私は、「救命だけでなく、退院後に患者さんがどのように生きるかを支えるのも看護師の仕事ではないか。だとすれば、看護師には病院の外に出ていくことも必要だ」と考えました。そこで1983（昭和58）年、仲間を募り11人の有志でボランティアの訪問看護チーム「在宅ケア保障会」を立ち上げ、Kさんとご家族を援助する活動を始めました。これが、その後私がこだわり続けている「在宅看護」の出発点となったのです。

● 会社を起こせと背中を押され決心、開業へ

　しかし、有志メンバーにとってはそれぞれ病院の仕事を持ちながらのボランティアです。その活動には限界がありました。私は大学の開校も迫り、「中途半端にならないか」と悩む日々が続きました。当時は講師として勤めており、大学に残る道も、病院に戻る道も保障されていました。しかし、私は既に在宅看護にのめり込んでいました。

　そのころ、懇意にしていただいていた作家の遠藤周作さん（故人）から、「この仕事は、ボランティアじゃ無理だ。私も何かの形で応援するから、会社を起こしたらどうですか」と、背中を押されました。この言葉で、私は開業を決心しました。

　開業することを決めてから、大学の設立準備の仕事を続ける一方で会社設立の準備を整え、日本赤十字看護大学が開校した1986（昭和61）年に有限会社在宅看護研究センターを設立、退職と同時に開業に至りました。

🌳 訪問看護ステーションの始動

　看護師による開業は、日本で初めてのことでした。医師には「看護師は開業なんてできないんだよ」と言われ、同じ看護職からさえも「看護を売り物にするなんて」という声がありました。しかし、応援してくれる医療職もいましたし、なにより「一般の方たちが看護を求めてくださっている」

ことを肌で感じました。「もし、私のしていることが間違っているのなら、受け入れられないはずだ。だから、私は間違っていない」との思いを強くしたのです。

　訪問看護ステーションが始動したのは1992（平成4）年。介護保険制度が施行されたのが2000（平成12）年ですから、それ以前の、まだ「在宅看護」という言葉さえなかった時代です。さまざまな批判にさらされ、病院を訪問しても門前払いを受け、経営の行き詰まりに悩んだこともありました。

　しかし、私は開業したことを後悔したことは一度もありません。看護の力を信じて、ひたすら走り続けてきました。私の考えていたことはまだ達成されていませんが、「開業ナース」としての活動が認められ、2011（平成23）年に赤十字国際委員会から「フローレンス・ナイチンゲール記章[*3]」という栄えある賞をいただいたことは大きな喜びです。

*3
フローレンス・ナイチンゲール女史の功績を記念し、看護活動に顕著な功労のある人を顕彰して赤十字国際委員会が授与する記章（記念のしるし）

🌳 看護師が開業するということ

● "こだわり"にこそ意味・価値がある

　このように始まった開業ナースですが、今や起業する看護師は増え続けており、開業ナースたちの存在は全国的になりました。それぞれが、さまざまな形態で"自分の信じる看護"を実践しています。当センターでも1989（平成元）年から「開業ナース育成研修」を実施。その後、制度化されたこともあり、修了生の"起業の場"は拡がっています。

　本書の2～4章では、そのような開業ナースたちの多様な起業の実際を紹介していますが、これらをお読みいただくと、みなさん感性豊かに"自分の思っている看護""自分の考えるサービス"を貫き通していることが伝わってきます。さらに、それぞれに"こだわり"があることもよくわかります。いいか悪いかは別にして、このこだわりこそが「看護師が開業している」ことの"意味"であり、"価値"なのです。

● 若い人からベテランまで

　起業する人には、共通する傾向があります。思いつくままに挙げると、「自意識が強い」「わがまま（こだわりが強い）」「勝手気ままが好き」「創造することが好き」「挑戦したいという気持ちが強い」「苦難を乗り越えることに快感を覚える」などです。また、起業に年齢は関係ありません。本書にも挙げていますが、近年は若い人の起業も目立ちます。若い世代に多くみられる「新しいサービスの創造」にも、超ベテランによる「看護の追求」

005

にも、それぞれ魅力があります。

〔周到な準備で起業する若い人〕

　若い世代の人たちは、事業計画のコンテストに応募したり、海外に視察に行ったりと、勉強熱心で度胸もありチャレンジ精神にあふれています。また、突然思いついて起業するというのではなく、もともと「こうしたい」「こうありたい」などの思いを持って周到な準備をし、起業をしています。ただ、"看護の軸"という点では弱いかもしれません。

〔"看護の軸"を持つ超ベテラン看護師〕

　その点、超ベテラン看護師はこの"看護の軸"を持っています。たとえば、看護をとことん追求した結果、行き着いたのが「認知症」や「看取り」、「終末期のケア」などであることに感動を覚えます。認知症のケアは、看護師があまり携わらないため介護職に移行し始めている現状があるなか、"認知症ケアのプロ"であることを付加価値にしているのです。また、看取りや終末期のケアに取り組む看護師は「最後まで生きる力を支えることが使命」と取り組んでいます。"看護の深い部分"にどんどん惹かれていくのです。

🌳 "看護師が行う看護"が社会に認知されるきっかけに

● 開業ナースの可能性

　今は、私が開業した当時とは異なります。看護師が認められる時代がまさに来ているし、認められなければいけないと思います。開業ナースの可能性は拡がると思いますし、開業ナースが認知されることは、"看護師の行う看護"が社会から認知される1つのきっかけになるのではないでしょうか。本書に示した起業の実際からは、「制度の壁」や「法律の縛り」があるなかで、苦労をしながらも創意工夫をこらし、自分自身を成長させている姿が浮かび上がってきます。

● 可能性実現のために求められること

〔制度や法律の壁・縛りと"プロ"としてつきあう〕

　ここで重要なのが、それらの「壁や縛りとのつきあい方」です。「法律をどう解釈して、どのように通り抜けるか」ではなく、「守るべきことは守る。理想と現実のギャップを知る。そのうえで、あくまでも理想を追求する」という発想に切り替えることが、"プロとしての自覚と責任"を持つことにつながると思います。

〔社会の変遷に目を向け、人々の求めるものを探る〕

　一方、もう1つ思うことに、私も含めて、さらに力をつけなければいけないということがあります。「目の前のことだけに追われる」のではなく、「社会の変遷にもっと目を向ける」べきでしょう。「人々が何を求めているかを探る」ことも必要です。「自分が思うままに行動する」だけではなく、「何をめざすかを見すえる」ことも、また必要です。

〔開業ナースの力を結集してアピールする〕

　さらに、「"看護師の行う看護"を社会にどう位置づかせるか」を考えるうえでは、開業ナースがそれぞれで行うよりも、みんなで力を合わせてアピールしたほうがよいと思うのです。私はこれまで機会あるごとに訴えてきましたが、1人で現状は変えられません。「開業ナースの力が結集できたときには、日本の看護が変わる」ぐらいのものになっていけばいいと思っています。

　開業ナースは、若い看護師たちに「看護の可能性」を伝えることができます。さらに「現実の目標」にもなれるし、「アドバイザー」にもなれます。たとえどんなに事業規模が小さくとも、みんな「経営者」なのですから。

ネットワークづくりも重要

　全国で活動している開業ナースはかなりの数になっているはずですが、その情報は把握されていないのが実状です。今後、開業ナースの可能性をさらに拡げていくためには「ネットワークづくり」も重要です。

〔事業継続の視点から〕

　事業を継続していくうえでは、先にも述べたように、現実には「制度」や「法律」に振り回されることが多くあります。やりたい事業があっても、制度の壁や法律の縛りのなかで、それらを継続することがむずかしいということもしばしばです。これらをどのように乗り越えていくか、そして、のちに続く人に伝えていくのか。ここでは「孤立」せず「ネットワーク」をつくることがカギとなるでしょう。どう乗り越え、事業を継続させていくのかを、みんなで考えていけるのではないかと思うのです。

〔気づき・疑問点の発信の場として〕

　"発信の場"としてもネットワークは重要です。制度の壁や法律の縛りのなかで、私たちは多くの問題に気づき、疑問点を抱えています。けれども、忙しすぎたり、諦めていたりで、言わないままに過ごしてしまっていることが多いと思うのです。しかし、そこはやはり根気よく訴えていくことが大切でしょう。発信できる場があれば、「このようなことが認められたら、こんな看護もできるのですよ」と、示すことができます。

🌳 開業ナースを支援する法人（非営利）を設立

○ 人生の総まとめとして

　実は、2012（平成24）年10月1日に、それまで行ってきた看護師集団の実践・教育・研究の集大成として、非営利型の法人「一般社団法人よりどころ」を設立しました。その事業内容は、医療者と患者・家族の懸け橋（メッセンジャー）となるメッセンジャーナース*4の認定などを行う「メッセンジャーナース認定協会」の運営、開業ナースのネットワークづくり・後方支援、セカンドハウスである「よりどころ」（拠り所）の設置などです。

　自分がたどってきた道ですので、開業の大変さはよくわかっています。そこで、人生の最後の総まとめとして、営利でない部分でナースのサポートをしたいと思っています。

○「自分で考え、責任を持って進む」ことが大切

　「看護は、実践なくして語れない。看護は、実践なくして評価されない」。これが私の持論です。看護師は、ずっと決められたコースを歩き、言われたとおりに動くことが当たり前だと思われてきました。私にはそういったことがジレンマになったことも、開業の理由であったように思います。

　もちろん、すべての看護師が開業すべきと考えているわけではありません。それまで自分が歩んできた道を、そのまま進むのもいいのです。ただ、「漫然と看護師を続ける」のではなく、「立ち止まって、自分で考え決めたうえで、信じた道を責任を持って進む」ことが大切なのです。そして、そのサポートができればと思っています。

*4
一般社団法人よりどころ〔メッセンジャーナース認定協会〕による認定資格で、患者・家族と医療者との懸け橋（メッセンジャー）となる看護師（ナース）のこと。医療的なことで不安を感じたり、心配や迷いを持つ患者や家族の相談・要望を受けて、その地域で安心して療養生活が送れるように調整などを行う。詳しくはhttp://www.nursejapan.com/messenger/

🌳「開業してみよう」と思ったら

○ 気持ちをふくらませつつ、ネットワークをつくる

　一方、チャレンジしたいと思ったら、誰にでも開業のチャンスがあります。一度でも「開業してみようかしら」と思った人ならば、可能性があるということです。

　ただ、その気持ちは大事だけれど、やはり開業には起動力と創造力、そしてお金も、人も、それ以外のものも必要です。ある程度計画的にやらなければ、続けていくのはとても大変です。

そこで、まず「開業したい」と思ったら、その気持ちをあたためて、ふくらませます。そして、その間に「自分と似たようなことをしている人」を探します。その人たちに出会って、会話をしてください。自分の足で歩いて、ネットワークをつくり、拡げてほしいのです。

○ いたずらに借金を恐れない：お金の問題

　また、開業ではお金の問題は避けて通れません。必要なときに必要なだけの資金を投入するために、借金をしなければならないこともあります。私は長期的な展望のなかで返済できる自信があったからですが、開業にあたっては借り入れもしました。いたずらに借金を恐れず、「お金を貸してもらえるのは、自分が信用されている証拠」ぐらいに考えてみてはどうでしょうか。とはいえ、責任を持つのは当たり前です。

○ ３年続けられるか自問自答して戦略を練る

　もちろん、何もないところから始めることだってできます。その場合は「今、始めたとして３年続けられるだろうか」と自問自答して、「それでもやりたい！」と思ったら、どのような方法があるか戦略を練ります。
　時代が移り変わった今では、法人格にしても、会社法人やNPO法人、社団法人などさまざまあります。当センターのように法人格を持たない「有限責任事業組合」という形もあります（→ p.003 注＊１参照）。「自分にはどのような形態がよいか」をまず探ります。そして、自分の手持ちの資金や、サポートしてくれる仲間がどのくらいいるかを考えて計画を立てれば、スタートできます。

○ 勢いも必要

　「開業して収入がほとんどなくても、満足感があればいい」という人もいるかもしれません。しかし、やはり一人立ちできることが開業の条件だと思ったほうがよいでしょう。かといって、あまり先々のことまで考えすぎるといつまでもスタートが切れないこともあります。
　開業には"勢い"も必要です。今は、時代も後押しをしてくれます。恐れずに、何歳からでもその一歩を踏み出して"自分の思う看護""自分の考えるサービス"をぜひ展開・実践してください。開業は"自分自身へのチャレンジ"でもあるのですから。　　（構成：フリーライター・青木茂美）

在宅看護研究センターLLP（有限責任事業組合）の概要

- 開　　設　1986年3月
- 組 合 員　16人＋3法人（2006年9月、LLPに組織替えし、村松静子は個人組合員となり、収益事業部内の日本在宅看護システム有限会社と看護コンサルタント株式会社は法人組合員となる）
- 事業の目的
  ①コミュニティを重視した在宅医療ならびに住宅死を可能にするための研究開発
  ②在宅医療推進のためのイメージ商品の開発・販売
  ③看護事業の顧客および看護師の満足と収益性のバランスに関する実証研究
  ④看護職同士の共同・連携・マーケティングおよび開業看護師の集結事業の構築・推進
  ⑤「心」の商品化に関する開発研究
  ⑥専門職のスキル向上のための個尊重型キャリアプログラムの開発
  ⑦生活習慣病対策に関する関連商品の開発・販売など

〒169-0075 東京都新宿区高田馬場4-9-11
TEL 03-5386-6058
http://www.nursejapan.com/enurse/

第 2 章

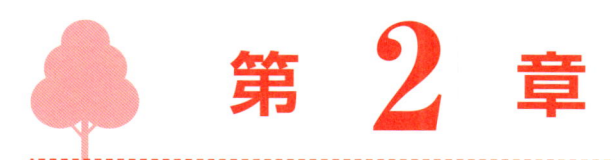

起業の実際①

介護保険・医療保険サービス編

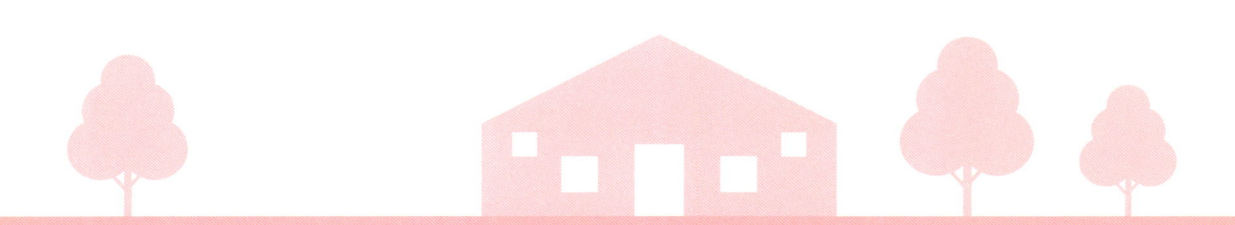

事例 **1** ● 訪問看護

必要だと思ったときに 必要なケアを提供したい
― 法人立から独立、訪問看護ステーションを開設 ―

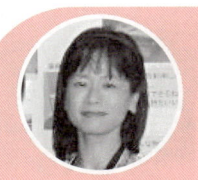

神田 春美 ● かんだ はるみ
有限会社 シーズン　代表取締役
柊訪問看護ステーション　管理者
看護師／介護支援専門員

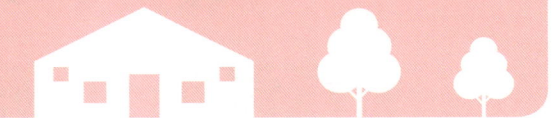

Profile

1982年愛知県立総合看護専門学校卒業後、公立病院に15年間勤務。1996年に医療法人宏和会訪問看護ステーション開設準備室に就職、翌1997年3月に訪問看護ステーションゆうを開設、管理者となる。2004年に退職し独立、9月有限会社シーズン設立、柊（ひいらぎ）訪問看護ステーション開設。2007年日本福祉大学通信教育部経済学部卒業。愛知医科大学看護学部臨床教授、公立瀬戸旭看護専門学校および三重大学医学部看護学科非常勤講師のほか、愛知県訪問看護ステーション管理者協議会役員も務める。

病棟看護への疑問などから訪問看護の道へ

●「地域看護」を自分を見つめ直す機会に

　私は15年間、公立病院で勤務していました。病棟での看護に疑問を感じていたころ、研修で「地域での看護」について知り、「自分のやりたい看護はこれだ」と思いました。ほかにもきっかけがあり「自分を見つめ直す機会だ」と考え、退職しました。その後、数カ月を自宅で過ごしていた折、医療法人から「訪問看護ステーション（以下、ステーション）を開設するので、来ていただけませんか？」とのお誘いがあり、就職しました。

● 医療法人立のステーションの管理者に

　当時、愛知県内のステーションは十数カ所ほど。まだ制度が始まったばかりのころでした。ステーションの開設は県へ申請をしますが、当時、申請書類には市町村および医師会の許可書が必要で、瀬戸市では初めての事

業になかなか理解が得られず、開設まで1年かかりました。
　開設後は管理者に就任しました。ステーションは独立採算制とされていますが、実際は医療法人立で病院がバックにあり、母体組織に守られて働くことができました。

必要なときに必要なケアが提供できない

●「やりたいこと」と「採算性優先」のはざまで

　それまで「1点10円（診療報酬）の世界」を知らなかった一看護師が、ステーションの管理者として年間事業計画・損益計算書の作成・経営評価・レセプトにまでかかわり、運営・経営管理を学ばせていただきました。
　しかし同時に、訪問看護の魅力に引き込まれたことで「やりたいこと」が増え、それらをしようとすると、医療法人の組織の人間として守らなければならないルール（採算性の重視・優先など）とのはざまで「必要なときに必要なケアを提供できない」というジレンマを抱くようになりました。

●残りの人生、やりたい仕事をしたい

　たとえば、毎年年末になると「最後のお正月を自宅で過ごしたい」と、終末期の方の"駆け込み退院"が多くなります。十分な症状コントロール・家族指導もできないままの無理な退院となるため、この時期は連日、複数件の訪問が必要で、大変忙しくなりました。
　私自身は、利用者さんから「家に帰れてよかった」「あなたに出会えてよかった」と、心に響く言葉をいただき、「利用者さん自身の"ありたい姿"を求められたときに、それが可能になるような看護を提供できている」という"喜び"がありました。
　しかし、組織としては「私個人が頑張るか否か」という問題ではなく、人員の配置や経費の問題があります。そのため経営側からのこれらの訪問に対する評価は、決して高いものではありませんでした。
　このようなことの積み重ねが後押しになり、2004（平成16）年、「残りの人生、やりたい仕事を、やりたいように実践したい」と、単純にそれだけの気持ちで"開業"に至りました。

訪問看護ステーションを開設

大事なことが共有できるスタッフとともに

「有限会社シーズン」を設立して「柊(ひいらぎ)訪問看護ステーション」を開設、私を含めて3人でスタートしました。開業して間もなく、妻と2人暮らしだったALS（筋萎縮性側索硬化性）のAさんの訪問看護が始まりました。すでに別のステーションがかかわっていましたが、Aさんの希望でステーションを変わることになり、私たち3人で、それまでかかわっていたステーションの看護師から手順を含めて引き継ぎを受けました。

引き継ぎが終わったときに私が、「私だったら"ここ"はこうしたいと思った」と話すと、「同じ、同じ！」とスタッフの返事。その後も、いくつもの"ここ"が同じだったのです。3人で始めたステーションでしたが、このことから「大事なことが共有できる！　きっとうまくいく！」と自信が持てました。

最初の利用者の看取りまでかかわる

Aさんは、最期まで在宅で過ごすことを選択されました。一方、妻には「"介護のために生活を犠牲にしている"という負い目を夫（Aさん）に持たせたくない」との思いがありました。そのため、妻はそれまでどおり週1回、趣味の卓球を続け、2005年日本国際博覧会（愛知万博）が開催されると「万博に行く。夜も行きたい」と、夫に宣言。私は、妻が夜の万博を満喫して帰宅するのを、Aさんと一緒に待ったこともありました。

〔看護学生ボランティア、主治医の協力〕

AさんはNIPPV（非侵襲的陽圧換気法）のマスクをつけており、痰喀出が困難でした。そのため、妻は水分補給と痰喀出のために夜間に数回起きなければならず、不眠が続いて疲労が積み重なっていきました。私は「なんとか妻の疲労を和らげたい」と考え、実習を受け入れている看護学生からボランティアを募集することにしました。集まったボランティア7人に、主治医は勉強会を兼ねた「食事会」を開き、病状について説明する機会を持ってくれました。

〔デイサービス、ヘルパーの協力も得て〕

ボランティアのおかげで妻の睡眠時間は確保され、デイサービスやヘルパーの支えもあり、Aさんは希望どおり最期は自宅で家族に囲まれ、息子さんの「親父、ありがとうな」、妻の「あなた極楽に行くのよ。わかった？ご・く・ら・く・よ～!!」の言葉かけに、「うんうん」とうなずいて、穏や

かに逝かれました。

　開業して最初にかかわらせていただいた大切な、今でも忘れられない方々です。

🌳 小児訪問看護で家族のレスパイトを支援

● 小児訪問看護の問題点

　その後、呼吸器をつけた2歳の小児のケースを引き受けたのをきっかけに小児の利用者が増え、2013（平成25）年3月現在101人の利用者の4割強が小児です。ほかに難病・ターミナル期を含めた医療保険の利用者が全体の6割を占め、訪問件数の7割近くは医療保険の利用者になりました。

　小児の訪問を続けるなかで、小児訪問看護の問題点が少しずつ見えてきました。それは、以下のようなものです。
①小児看護の経験を持つ訪問看護師が少ない
②疾患が多様
③医療依存度が高い
④緊急時の対応が困難（かかりつけ医のほとんどが遠くの病院の医師）
⑤レスパイトが困難

　①〜④は解決できる問題でした。しかし、⑤の「レスパイト」の支援は解決がむずかしい問題です。

● レスパイトの支援

　「レスパイト（respite）」とは「休息、息抜き、小休止」の意味で、介護をしている家族などが一時的に介護から解放され、休息をとることなどです。このレスパイトの支援については、自治体により多少の違いがあるものの、療育手帳・身体障害者手帳を取得できていない乳幼児は、障害者総合支援の制度を受けにくい状況があります。そのため、突然の、他の家族の体調不良時に病院受診が困難であったり、他の兄弟姉妹の学校行事などにもなかなか参加できず、外出支援も簡単には受けられないため社会参加がむずかしいというのが現状です。

　特に、医療依存度の高い小児を受け入れてもらえる幼稚園・保育園はなく、当市の障害児保育園は「経管栄養を受けている児は"健康"になってから」という返事でした。つまり、経管栄養を受けている児は"不健康"なのです。この認識の違いに愕然としたものです。

幼稚園や小学校に出向き家族の社会参加を助ける

○ 訪問先は居宅が原則

訪問看護は「居宅[*1]」（自宅など居住している家）への訪問が原則であり、幼稚園や小学校などの出先に出向いて訪問看護を提供することは認められません。しかし、普段自宅で小児を看ている訪問看護師が幼稚園や小学校に出向いて必要なケアが提供できれば、人工呼吸器を装着している児も当たり前に通園・通学ができるのではないかと思います。

○ 訪問看護師の嘱託雇用を教育委員会に提案

2010（平成22）年4月、当市に特別支援学校[*2]（養護学校）が開校しました。普通の小学校と同じ建物にあり、1階が養護学校、2・3階が普通の小学校になっています。これは全国でもあまり例のない形だそうです。

しかし、養護学校の常勤看護師は1人であるため、さまざまな医療処置やケアを担うには負担が大きく、市の教育委員会に訪問看護師の嘱託雇用を提案しました。

その結果、2011（平成23）年4月には人工呼吸器をつけた新一年生の入学が認められ、1年間訪問看護師と一緒に通学し、翌年からは学校側の看護師によって通学が可能になりました。

ほかにも、聾があり気管カニューレ・経管栄養管理の児と一緒に幼稚園にボランティアで通いました。2013（平成25）年度は聾学校に看護師の配置が決まりそうです。

○ 制度改正につながるかかわりとサービス発掘

導入期だけでもかかわることができれば、家族の社会参加がスムーズにいくのではないかと思います。また、これが制度改正につながることを願っています。

小児に限らず、在宅療養を安心して継続していくには、家族の心身の休息が持てる「時間・機会・場所」、かかわる「支援者」が必要になってきます。地域によってサービスの違いはありますが、地域で助け合えるサービスが少しでも増えるよう発掘していくことも、訪問看護師の役割の1つと考えています。地域社会で、当たり前に安心して暮らせるようにと思います。

[*1] 居宅についてはp.003を参照。

[*2] 従来の盲学校・聾学校・養護学校などが、学校教育法の改正により、2007年4月1日以降この名称に統一された。

開業して思うこと・よかったこと

病院勤務にはないフットワークの軽さ

開業して一番よかった点は「フットワークの軽さ」でしょうか。

病院勤務ではたくさんの制限がありますが、開業してからは「自分が必要と感じたことを、必要と思ったときに実行に移せる」こと、それに加えて、「利用者の希望に、可能な限り応えていける」ことがよいことでした。

人はどんな状況でも環境に左右される

〔利用者にとっての環境〕

訪問看護に夢中になりながら感じたことは、「人はどんな状況においても環境に左右されるもの」だということ。そして、「環境そのものが、その人らしく生き生きと過ごすことができるための大切な要素」だということです。

たとえば、終末期の患者さんが病院で疼痛コントロールを受けて在宅へ戻られると麻薬使用量が減るということは、たびたび経験しています。その人の見慣れた景色や大好きな家具、お気に入りの小物、懐かしい匂い、そして安心できる家族やその人たちの声などの環境に囲まれていると、当然のことだと思います。そして、「看護師」もそれら「環境」の一部です。

〔看護師自身にとっての環境〕

私たち看護師もまた、環境によって育てられています。安心で安全な心地よいケアを提供できるよう、「看護師自身の職場環境」もまた、心地よい、細かなことまで情報交換し合えるものでありたいと思っています。

たとえば、スタッフみんなで大笑いしながら、おいしい食事をとることができる休憩時間。時には、学会など旅先での交流も（**写真1**）——このような職場の環境が笑顔で看護を提供できる大きな要因と考えています。

実習に来ている看護学生も"チーム柊"の一員として、家族に近い"優しい目"で私たちに情報提供・問題提起をしてくれます。利用者やその家族からも教えられることがたくさんあります。共有できる思いや感情は数え上げたらキリがありません。

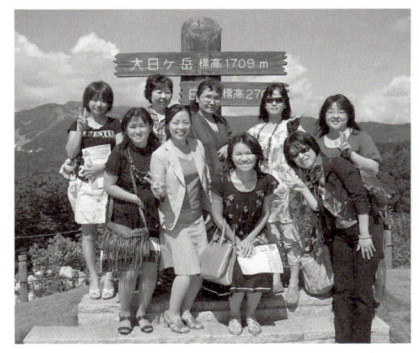

↑**写真1** 岐阜県高山市で行われた学会の旅先で。スタッフ全員で職員旅行を兼ねて参加、交流を深めた

今後もさらに、利用者・家族・スタッフ・学生が心地よく過ごせるように環境を整えていくことが私の役割だと考えています。

Column「村松静子のひとこと」

　看護師としての"こだわり"が痛いほど伝わってきます。また「職場環境を心地よいものにしたい」という心構えは大企業でも求められること。"トップとしての姿勢"も見事です。

柊訪問看護ステーションの概要

- 設置主体　有限会社 シーズン
- 開　　設　2004年9月15日
- スタッフ　看護師（常勤4人・非常勤4人）、理学療法士（非常勤5人）、作業療法士（非常勤1人）、言語聴覚士（常勤1人）、看護補助者（非常勤1人）
- 利用者の状況
  利 用 者 数：102人（介護保険35人・医療保険67人）
  年　　　齢：0〜102歳（4割強が小児）
  主 な 疾 患：難病、脳性麻痺、先天性疾患、悪性新生物、心不全、脳梗塞など
  主な医療処置：気管カニューレ管理、喀痰吸引、人工呼吸器管理、在宅酸素療法管理、中心静脈栄養、経管栄養（経鼻・胃瘻）、褥瘡管理、ストーマ管理、疼痛コントロール、膀胱留置カテーテル管理など
- 訪問件数
  約750〜800件／月（3割が週1回、3割が週2回の訪問、週5〜6日訪問は2〜3人）
- 依 頼 元　愛知県瀬戸市および尾張旭市の居宅介護支援事業所、病院のMSW、がん相談室、退院調整看護師、主治医、家族

〒489-0911 愛知県瀬戸市北松山町1-108-8
TEL 0561-89-7512
http://www4.ocn.ne.jp/~hst/401.html
http://hiiragi-sakura.no-blog.jp（ブログ）

事例 2 ● 訪問看護（乳幼児専門）

NICU 退院後のベビーと家族をサポートしたい
— 仲間とともに訪問看護ステーションを開設して —

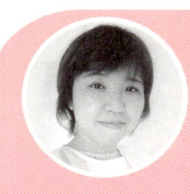

平原 真紀 ひらはら まき
訪問看護ステーション ベビーノ 所長
看護師／助産師

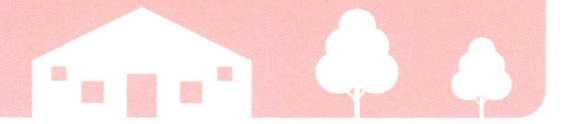

Profile
東北大学医療技術短期大学部看護学科、同校専攻科助産科専攻卒業後、1994年東京女子医科大学病院母子総合医療センター NICU に勤務。2008年 NICU 看護主任。退職後の2010年3月株式会社 TOMATO 設立、同年5月訪問看護ステーションベビーノを開設。

NICU 退院後のベビーの子育て支援サービス

● NICU の仲間とともに

「訪問看護ステーションベビーノ」（以下、ベビーノ）は、NICU（Neonatal Intensive Care Unit：新生児特定集中治療室）を退院したベビーのための子育て支援サービスとして、2010（平成22）年5月5日の「こどもの日」に開設した訪問看護ステーション（以下、ステーション）です。東京女子医科大学病院の NICU で一緒に働いていたナース仲間3人で立ち上げました。

現在スタッフは看護師（助産師含む）10人、理学療法士3人、作業療法士1人の計14人。訪問エリアは東京23区を中心に、ステーション事務所から1時間以内で行ける範囲の場所としています。公共交通機関を利用して、東へ西へ、北へ南へと訪問させていただいています。

〔3歳をひと区切りに〕

ベビーのための訪問看護ステーションですから、介護保険の利用者さん

はいらっしゃいません。今、一番の年長さんは5歳の男の子です。訪問するのは「3歳」をひと区切りに考えていますが、就学前のお子さまたちとご家族も、ケースによってはサポートさせていただいています。

🌸 NICU の看護師・主任として募らせた"想い"

● NICU は命の始まりの場所

　NICU とは、超早産児や超低出生体重児、心疾患の児、外科疾患の児、先天性疾患の児、脳疾患の児などから、出生時の適応障害などでなんらかの治療が必要な児までが入院してくるところです。NICU は"命の始まりの場所"であり、生きるパワーを感じられる魅力的な場所です。どんなに小さく生まれても、先天的に障害があっても、未知のパワーを秘め、ベビーは「生きる」ことにまっすぐに頑張っているのです。

● 一生 NICU 看護がしたい

　私は学生時代から「NICU 看護がしたい」と思っていました。「専門的に学ぼう」と助産師の資格もとり、東京女子医科大学病院に就職しました。入職後も NICU 看護の魅力にはまり、どんどん虜（とりこ）になっていき、NICU の看護は「一生続けたい」との想いが強くありました。

　むずかしい疾患を抱えながら、精一杯生きているベビーたち。でも、その状況を受け入れられないご家族もいらっしゃいます。「NICU スタッフとして、ご家族とベビーに何ができるのか」と、苦悩した日々も少なくはありませんでした。

● 退院後の家族のあり方を考える

　年月を経るなかで、看護主任という管理の仕事もさせていただくようになりましたが、「退院調整」の役割も担っており、当時は「地域の保健師につなげれば大丈夫」という意識のもとでお子さまたちを退院させていました。しかし時代の変化なのか、近年は核家族化が進み、子育ての協力者が近くにいないために「家に帰るのが怖い」とおっしゃるお母さまが増えてきたように感じていました。また、家庭環境が複雑だったり社会的問題があるために、MSW を通じて地域との連携をお願いしての退院というケースも増えてきていました。「退院後のベビーの状況」「ご家族のあり方」、そして「お母さまたちの漠然とした不安感」に問題意識を感じるようになり、それは私に大きくのしかかってきたのです。私は退院後の家族のあり方について、深く考えるようになりました。

笑顔だけで送り出せなかったYちゃん

退院後の家族のあり方を深く考えるようになった理由は、Yちゃん家族との出会いもあったと思います。Yちゃんは低酸素性虚血性脳症のお子さまで、退院時には呼吸器とともに在宅生活が必要になったケースでした。それまでは、「NICUでの治療は終わったから、あとはお家ですくすく大きくなっていってね」と、退院を笑顔で見送っていました。しかし、Yちゃんはお家に帰っても医療的ケアが必要であり、それまで病院では二交代で看護師が行ってきたことを、お母さまが中心となって、24時間365日、ご自宅でこなしていかなくてはならないのです。とても笑顔だけでYちゃんを送り出すことはできませんでした。

NICU退院後の子どもと家族をサポートしたい

〔退院こそが家族のスタート〕

私は「母親へのサポートが絶対的に不足している」と痛感しました。そう、それまでは退院が"ゴール"と感じていたのですが、本当は退院こそが"家族のスタート"だったのです。

「ご家族中心の看護を」と謳（うた）っていたけれど、結局"看護師目線"で物事を考えていた自分が恥ずかしくなりました。

〔1人で抱え込んでは無理〕

また、私自身、子どもを1人授かったことで、「育児は1人きりで抱え込んでいては到底無理だ」と思ったことも影響していました。

そのようななかで、「NICUを退院したハイリスクのお子さまとご家族をサポートしていきたい」という気持ちが、どんどん強くなっていったのです。

「今、やらないと一生後悔する」病院を退職、開業へ

したいことをどんどんできる自分たちのステーションを

それからは「自分には何ができるのか」をどんどん考えていくようになりました。全国では、実際に"ベビーの訪問看護"をなさっているナースもいて、ヒントはたくさんありました。そこに就職するのも1つかとも思いましたが、「ベビー専門のステーションはたくさんあったほうがいいだろうし、自分たちのしたいことをどんどんできる自分たちのステーションをつくっていくことで、さらにやりがいが出てくるのではないかな」などと考えました。

● 背中を押してくれた仲間・家族

「一生、NICUとかかわった仕事をしていきたい」という想いは変わりませんでした。それはいつしか日々の忙しい業務のなかで、私の"夢"となっていました。私のやりたいことを理解し、賛同してくれた仲間がいて、家族がいました。そして、背中を押してくれました。勇気ももらった私は「やりたいことを、今、やらないと一生後悔する」と、長年働いた大学病院の退職を決意したのです。

🌳 開設にあたりぶつかった"壁"

● 訪問看護のシステムを一から学ぶ

2010（平成22）年3月末日まで「看護主任としての仕事は手を抜かない」、そして「開設準備もしっかり進めていく」ことを決意してからは大変でした。しかし、同志がいたので心強かったです。

訪問看護のシステム自体、一から学ばないといけませんでした。そこで、「何を準備して、何をしていかないといけないのか」をまとめることにしました。

〔セミナーやe-ラーニングを活用〕

訪問看護のシステムやケアについては、財団法人日本訪問看護振興財団（現・公益財団法人日本訪問看護財団[*1]）で行っているセミナーや「訪問看護e-ラーニング」を活用して自己学習を進めました。今、「訪問看護」というと高齢者が中心になっていますが、「ベビー専門」となると何が違ってくるのかなどを確認しながら学びを深めていきました。また、母子関係の地域でのフォロー体制などもおさらいして、自分たちのやりたいこと、やらなくてはならないことを1つひとつ確認していきました。

*1
2012（平成24）年4月に改組

● 事業者指定の壁：ベビーは介護保険の対象外

〔対応してくれる行政書士探し〕

法人を立ち上げたり、資金を調達したり、事業者指定申請を進めたりとやらねばならないことが山積みでしたので、行政書士の力も借りて準備を進めていきました。訪問看護ステーションの立ち上げをサポートしてくれる行政書士はたくさんいます。しかし、私たちが「ベビー専門のステーションにしたいんです」と告げると門前払いをされてしまうことが少なくありませんでした。その理由は「介護保険との関係」でした。

〔医療保険はみなし指定で〕

　ベビー専門にしたかったので、年齢的に介護保険は対象外になります。つまり介護保険の適用はなく、医療保険のみの指定が欲しかったのですが、未だに事業所指定は、まず「介護保険の指定」をとって「医療保険はみなし指定でとる」しか方法はないようです。

　幸い、私たちの無理難題にも丁寧に対応してくれる行政書士を見つけることができました。しかし、その行政書士から「前例がないから、認可が下りるまでどのくらいの時間を要するか見当がつかない」と言われたので、一般的な指定の取り方で開設に至りました。

オープンまでのもろもろの準備

　そのほか、休日を利用して、事務所を借りたり、パンフレットやホームページを作成したり、業務マニュアルをまとめたりと、スタッフ3人で力を合わせ、3月の退職後も5月のオープンまでの準備を進めていきました。スタッフの川口智子と小渕朋子は共にNICUで一緒に働いていた仲間。人となりをお互い理解できていたので、コミュニケーションもうまくとれ、スムーズに準備が進んでいったように思います。

本当にやりたいことができている幸せ

より近い立場でサポートできる

　「開業してよかった」と感じていることは、たくさんあります。まずは「自分たちが本当にやりたいと思っていることができていること」です。病院よりも、より近い立場でご家族とベビーのお手伝いができることは、とても幸せなことだと感じます。

　入院中はどうしても"医療者中心のケア"になりがちであり、ご家族にとっては"アウェイ"ですから、本来の家族の形態が出せないことがあると思われます。その点、ご自宅は"自分たちの生活の場"で、家族としての本来の形態を築き上げていけるのだと思います。

それぞれの家族に合ったお手伝いができる

　ベビーという新しい"家族"を迎え、その"始まり"をお手伝いでき、ご家族に合ったケアプランを提供し、子育てを楽しむ方法を一緒に見いだす。そして、家族ごとに楽しい生活を築いていくお手伝いができる——これこそがまさしく、「私たちのやりたいこと」の1つでした。

　また、医療的ケアが多く、1人で抱え込み疲労困憊してしまっているお

母さま方のお手伝いを行うことなど、「より近くで、フットワークも軽く、タイムリーな援助をすること」は、訪問看護師としての使命だと思っています。

🌸 長いスパンでベビーの成長を共に分かち合える

そして、一番幸せに感じるのは「季節の移り変わりのなかで、ベビーの成長を共にご家族と分かち合えること」です。NICUでは、「急性期を乗り越えて状態が安定し、退院基準を満たせば退院」という繰り返しでした。しかし、訪問看護ではゆっくりと、その子のペースで成長していくところを一緒に看させていただき、喜びを分けていただいています。なんらかの障害があっても、どんなに小さく生まれても、その子なりの成長があり、発達があるのです。「ゆっくりと季節の風のなかで、ご家族と喜びを共有できること」以上の幸せはないように思います。

「ベビーノ」を開設して、人との絆に、よりいっそう感謝できるようになりました。開設するにあたって、多くの人々のお力添えもあり、本当に"人との絆"に感謝しながら、毎日を過ごすことができています。

🌳 今後のベビーノの抱負

🌸 孤独になりがちな母親の楽しい育児を支援

抱負もたくさんあります。現在はスタッフも増えましたが、より多くの家族にきめ細かい支援をしていくこと、あたたかい心を育むお手伝いを充実させていくことは必須です。また、ご家族の声を大切にし、孤独になりがちなお母さま方に楽しく育児をしていっていただけるように、今後も変わらず支援させていただきます。

🌸 病院スタッフとの連携で細かな部分までかかわる

NICU退院後の訪問看護は、開設当初に比べれば少しずつ認知されるようになってきました。「お母さんが頑張れば大丈夫」ではなく、本当に自宅でベビーと一緒に生活を送っていけるのか、「なんらかの評価」が必要なケースは多いでしょう。

病院の医療ケア方法を自宅にそのまま持ち帰るケースもあります。しかし、病院で指導されたケアが自宅で生活するにはむずかしい方法であることがときどき見受けられます。私たちは"地域の訪問看護師"として「ご家族にその方法は適しているのか」など、さらに病院スタッフと連携しながら細かな部分に関してもかかわっていければと思います。

● レスパイトのお手伝い

　さらに、「レスパイト」（休息、息抜き、小休止。介護をしている家族などが一時的に介護から解放され、休息をとること）として、ご家族の息抜きや同胞のための時間をもてるような援助をするなど、訪問のなかでのサポートもアレンジしながら取り組んでいければと思います。

　そのほか、「子育てセミナー」の開催、子育て支援の"場"の提供など、やりたいことが次々出てくるベビーノのスタッフです。

● 家族が地域社会との連携をもてる支援を

　もう1つ、家族が地域社会との連携をもっともてるような支援をしていきたいです。小さく生まれた子どもたちの会や、同じ疾患の子どもの会などを通じ、地域に根差した生活を、どの子も、どの家族も送れるような状況を提供していきたいと思っています。

　しかし、まだまだ健常児と同じ輪のなかで子育てができているとは言い切れないように感じています。子どもは"地域の宝"です。どの子も同じように地域で育てられるような活動を、他ステーションの方々や行政・地域住民の方々などと協力しながら行えればと思っています。

　まだ「ベビーノ」は走り出したばかりです。これからもどんどん楽しみながら、こつこつと"大きな輪"をつくっていきたいと思います。

Column 「村松静子のひとこと」

　NICUで勤務していた仲間で立ち上げていますね。そう、"仲間"がいるのは心強い！　ベビー専門のステーションは伸びなければいけません。自分たちのやりたいことができていて、次々とやりたいことが増えているのはよかった！

訪問看護ステーション ベビーノの概要

- 設置主体　株式会社TOMATO
- 開　設　　2010年3月3日（株式会社TOMATO）
　　　　　　2010年5月5日（訪問看護ステーションベビーノ）
- スタッフ　助産師（2人）、看護師（8人）、理学療法士（3人）、作業療法士（1人）
- 事業内容　NICU退院後の乳幼児専門の訪問看護サービス

〒160-0023 東京都新宿区西新宿7-20-16　新宿ダイカンプラザシティⅡ 601
TEL 03-6279-3825
http://www.bebeano.com
info@bebeano.com（メール）

事例 **3** ● 居宅介護支援

"相談援助職のプロ"として歩む ケアマネジャーの道
― "独立型"居宅介護支援事業所を開業して ―

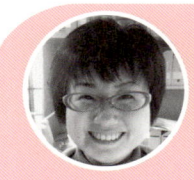

袴田 洋子 ● はかまだ ようこ
ケアプランわかば　代表
看護師／保健師／社会福祉士／介護支援専門員

Profile
北里大学看護学部卒業後、北里大学病院に勤務。市立病院、訪問看護ステーション、民間介護保険事業所、在宅介護支援センター勤務を経て、2002年10月に居宅介護支援事業所「ケアプランわかば」を独立開業、現在に至る。

🌳 訪問看護師から"独立ケアマネジャー"に

　私は現在、埼玉県朝霞市（人口約13万1千人、高齢化率16.42％；2013年3月現在）でケアマネジャー（介護支援専門員）として独立開業、他のサービスを併設せず居宅介護支援*1（ケアマネジメント）に特化した居宅介護支援事業所を運営しています。当市は近年、大型マンションの建設が進み子育て世代の人口が流入、若い世代が多く小学校が新たにつくられてきている地域です。

　事務所は、以前は自宅マンションの一室を仕事部屋にしていましたが、2009（平成21）年、自宅から徒歩10分弱のところにアパートの一室を借りて、公私を分けました（**写真1**）。2013（平成25）年現在の利用者数は約30人です。

*1
自宅などの居宅で、介護保険による介護や支援のサービスが必要な人に対し、一人ひとりの状況に合ったサービスが利用できるよう、ケアプラン（介護サービス計画）を立てたり、市町村やサービス事業者と連絡・調整などを行うサービス

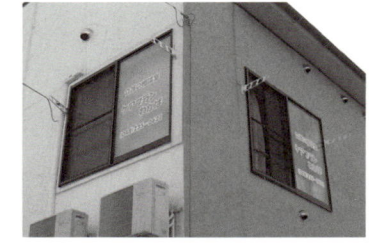

↑**写真1**　ケアプランわかばの事務所

●介護保険のスタートを機に

〔介護保険事業所の管理者として〕

　私のケアマネジャーとしての人生は、2000（平成12）年の介護保険のスタートと同時に始まりました。訪問看護師として訪問看護ステーション（以下、ステーション）に勤務していたとき、第1回試験に合格。ケアマネジャーの資格を持っていたことで、朝霞市内の民間の介護保険事業者からお声をかけていただき、管理者として居宅介護支援事業所を立ち上げました。

〔在宅介護支援センターの保健師兼ケアマネジャー→独立開業へ〕

　約1年勤めた後、市内の特別養護老人ホームに設置されている在宅介護支援センターに転職し、保健師兼ケアマネジャーとして勤務しました。しかし、直属の上司との人間関係の悪化で退職、2002（平成14）年10月にケアマネジャーとして独立開業しました。自治体を含め、介護保険の運用が地域でもだいぶ落ち着いてきたころでした。

　退職するとき、近隣の他の在宅介護支援センターに転職することも考えたのですが、そうすると「ケアマネジャーとしての勤め先が2年半の間に3カ所」ということになってしまいます。「同じ職種で転職を繰り返すのは少しカッコ悪いかもしれない」と思い、"独立"することが思い浮かびました。

🌳 他のサービスを併設しない事業所を

　今でも、絶対数としてはまだまだ圧倒的に少ない状況であることに変わりはありませんが、複数のサービスを併せて提供するサービス事業所が大半を占めるなか、居宅介護支援のサービスだけを単独に提供する"独立ケアマネジャー"による居宅介護支援事業所（以下、本事例では"独立型"居宅介護支援事業所）は、当時は今以上に少なく、全国でも本当に皆無に近いものでした。

　それでも、ケアマネジャーがサービス事業所から独立して、公正・中立に業務をしていくことは、本来、最もあるべき姿であると私は考えました。そこで、「どこかで独立してやっている人はいないだろうか」とインターネットで検索したところ、岡山におられることがわかり、電話でお話をうかがいました。

🌳 経費シミュレーションを経て開業を決意

● 大きな勇気を得て「できる」と確信

　その方からは、開業したときに「居宅介護支援事業所としての独立は大変に珍しい」とNHKが取材に来たことや、地域や役所の理解を得ること・経営の大変さなどをうかがいました。「ハッピーな情報」よりも「不安な情報」のほうが多かったのですが、大きな勇気をいただけたことには変わりなく、「ケアマネで独立開業はできるんだ」と確かめることができ、開業する決心がほぼ固まりました。

● お金の問題：まずは自宅開業でスタート

　しかし、そうはいっても一番の不安は、やはり「お金」のことでした。「独立して、本当に食っていけるのか」と。独立すれば、1カ月に入る介護報酬ですべての経費を賄わなければなりません。自分なりに経費シミュレーションをしてみたところ、家賃がいらない「自宅開業」ならば、ボーナスはないけれど自分の報酬として月20万円くらいは出せるかもしれないという結果になりました。そこで、最終的に開業することを決め、具体的な作業に入っていきました。

🌳 法人設立、指定申請、そしてついに開業！

● 法人設立：合資会社として

〔法人格の選択〕
　「介護保険事業者」になるには法人格が必要なので、まずは、「会社（法人）をつくること」から始まります。インターネットを活用し、会社のつくり方がわかるハウツー本を購入、「法人」を設立しました。法人というと、当時、真っ先に思い浮かぶのは「有限会社」でしたが、これには資本金が300万円（当時）必要でした。私は、このような資金が必要のない「合資会社」を選びました。

〔申請書類の作成〕
　合資会社であれば、設立に必要な書類作成など、すべてが素人の自分でもできるほど簡単で、半日で申請書類が作成できました。

● 指定申請：介護保険事業者として

開業までに一番大変に思ったことは、法人設立よりも、介護保険事業者としての「指定申請」の手続きでした。指定申請の書類作成は、インターネットで調べても、当時は「記載例」の情報がなく大変困ったのですが、以前に勤めていた訪問看護ステーションの事務長に相談したところ、たくさんのアドバイスをいただき、どうにか作成でき指定申請にこぎつけることができました（今は、検索すると多くの記載例が掲載されています）。

思い返すと、悩んだり困ったりしたときに、すぐに相談をして、いろいろな方から支援をいただいたのだなぁと、あらためて思います。

● 退職決意から2カ月でのスピード開業

このような展開で、2002（平成14）年8月初旬に退職を決意、同月中旬には法人設立、下旬に指定申請をし、同年10月に居宅介護支援事業所をスピード開業。「地域で第1号の独立ケアマネジャー」となりました。35歳のときです。今となっては、思い出すと懐かしいです。

🌸 ケアマネジャー増加で"お客様争奪戦"

2013（平成25）年の10月で、開業してから丸11年が経ちましたが、うれしいこと、つらいこと、さまざまなことがありました。現在、最も困っていることは「新規ケースの依頼がかつてほどない」ということです。

「新規ケースが少ない」ということは、「担当ケースは徐々に減っていってしまう傾向にある」ということです。これは経営的に大問題であり、死活問題でもあります。

● 所定数を満たす事業所には加算が

私が開業した11年前は、地域のケアマネジャーの需要に対して供給が十分ではありませんでした。しかし、この10年間で地域の居宅介護支援事業所は少しずつ増え、供給が追いついてきました。さらに、近年の介護保険法改正において、主任ケアマネジャー1人と常勤ケアマネジャー2人の計3人がいる事業所は加算がとれるようになったことで、「事業所の数」はさほど増えていなくても「事業所内のケアマネジャーの人数」が増え、増加したケアマネジャーによる"お客様の争奪戦"になっています。病院のMSWに「新規ケースをご紹介ください」と営業に行くほどです。

"独立型"居宅介護支援事業所の運営のむずかしさ

　また、地域包括支援センターが新規ケースにケアマネジャーを紹介する場合、「このケースはヘルパーが必要そうだから、ヘルパーステーション併設の居宅介護支援事業所を紹介しよう」と考えてしまうこともあるようで、"独立型"居宅介護支援事業所としては、大変に苦しい状況になっています。

　私が「看護師資格（経験）をもつケアマネジャー」であることから、地域包括支援センターから、医療ニーズの高いケースをご紹介いただくことも多くあります。しかし、経営面からいうと、その大多数ががん末期などのターミナルのケースであるため、ケアプラン作成を長期間担当することにはならず、収益は改善されないままという課題があります。

地域によっては生き残りが厳しい時代に

　現在、当事業所に入ってくる介護報酬は、1カ月約35万円です。4年ほど前に事務所としてアパートを借りたため、家賃が毎月5万円発生します。そのほか、税理士費用、法人税、ケアマネジャー用のソフトのリース料、社会保険料、通信費などを考えると赤字ですが、2012（平成24）年から自分の役員報酬を少し上げ、手取りで20万円ほどにしています。ボーナスはありません。以前はもっと低く抑えていましたが、将来受け取れる（はずの）年金額を少しでも多くしたいと考え、少々無理をして上げました。病棟ナースの頃の年収が懐かしいです。

　新規ケースの紹介を公平にしてもらえるよう、市役所の担当課に相談に行くなど、自分なりに努力はしているつもりですが、"独立型"居宅介護支援事業所が生き残っていくには、地域によっては大変厳しい時代になったと感じています。

それでも"独立ケアマネジャー"を辞めない理由

「相談援助職のプロ」として

　しかしながら、「こんなわずかな報酬でも"独立ケアマネジャー"を辞めない自分がいるのは、なぜなのか？」と考えると、いろいろな理由があります。1つには、今ようやく、「看護師」としてではなく「相談援助職のプロ」として、「自分の実践」と「援助技術」の振り返りをしながら、「利用者・家族・地域に役に立つことをする」を理念として、「人権」「権利擁

護」に基づいた実践のなかで、公私ともに過ごしていきたいと思っているからです。

具体的な実践のあり方として表現すると、「クライアントをエンパワメントする」と心から思うことができるようになったということかもしれません。

●「クライアントの強みと力」を認められるようになった

〔自分と異なるクライアントの価値観にイライラ〕

相談援助について専門の勉強もしないままにケアマネジャーを始めたことで、利用者や同業者との関係で、数えきれないほどの失敗を経験しました。「私の提案がベストだろうに、なぜそのようにしてもらえないのか」と、クライアントの価値観が自分と異なるときには、クライアント自身の価値観を認められずにイライラすることがよくありました。

〔ケアマネジャー交代になったことも〕

ケアマネジャーを交代になったことも何度もありました。「バイスティックの7原則[*2]」も知らない自分でした（そもそも、ケアマネジャーの資格取得要件に、ケースワークや相談援助の業務経験が入っていないことが問題だと思いますが）。

〔自己嫌悪のなかでとことん行った自己覚知〕

そして、失敗のたびに「自分はダメな人間なんだ」と自己嫌悪に陥ることを繰り返してきました。そのなかで、自己嫌悪のまま生きていくことに限界を感じ、苦しい作業でしたが、相談援助職に不可欠の「自己覚知[*3]」をとことん行いました。

自分アセスメント、人生の棚卸し、自分の生育歴を掘り起こす作業を行い、自分の課題に取り組みました。そして、課題に挑戦しながら、少しずつではあるけれども、「自分で自分を認められる＝自己肯定感を高めることができる」ようになってきました。

〔自分を認めることでクライアントの強み・力も認められるように〕

その結果、ケアマネジャーとしてそれぞれのケースを「複雑」と思うことはあるけれども、「困難」に感じることが大きく減りました。おそらく、自分で自分のことを認められるようになったことで、「みんな、頑張っているんだね」と、クライアントの強みや力もまた、ポジティブに認められるようになってきたからなのではないかと思います。

🌳 開業後の転換期を迎えて

しかしながら、そうはいっても「お金」のことを考えると気分は明るく

[*2] アメリカの社会福祉学者バイスティックが1957年に著書『ケースワークの原則』で挙げたケースワーク（対人援助技術）の基準となる原則

[*3] 援助者が自分の価値観や判断基準、感情、行動、性格、個性の傾向などについて自己理解すること

なれません。大きな法人に勤めて賞与などがある人をうらやましく思ったりもします。それでも、食べていけるだけの収入があればよい、組織に属さず、やりたいことを自由にやれるスタイルは自分の強みであると考えて、地域でのソーシャルワークを続けていこうと考えています。

今後、都市部では高齢独居の人がますます増えていくなかでは、必然的に成年後見や市民後見のニーズも高まります。判断能力に陰りが見えてきた人の権利を守るために、役に立つ実践を行っていきたいと思っています。

実践の振り返りを怠らない「相談援助職」として

尊厳死の自己決定を支える勉強を大学院で

実は、自分自身に"喝"を入れるため、「開業10周年を経て、あらためてソーシャルワークの勉強をしてみよう」と、今年から大学院（専門職）に通っています。ケアマネジャーの業務のなかで経験した"医療と福祉の融合領域"とも思える「尊厳死」や「エンディングノート」について研究したいと考えています。人々が、エンディングノートを通して尊厳死の実現をめざすことは、真に人生を「主体的に生きること」であり、その「自己決定」をサポートする実践をしたいと思っています。

＊

1人で仕事をしていることを寂しく思うこともありますが、支えて、応援してくれる人たちがいるので、続けてこられました。これからも、将来の目標を忘れず、ブレないように、「相談援助職」として、常に実践の振り返りを怠らずに、独立ケアマネジャーを（まだ当分は）続けていこうと思っています。

Column

「村松静子のひとこと」

"独立型"の居宅介護支援事業所を1人で開業する"独立ケアマネジャー"として自分の課題に挑戦し、「相談援助職のプロ」を自負できるようになったのですね。厳しい状況のなかで納得する収入を得るための"転換期"を迎えており、この後も気になるところで見守っています。

ケアプランわかばの概要

- 設置主体　合資会社 ケアプランわかば
- 開　　設　2002年10月
- 利用者の状況
  利用者数：約30人
  年　　齢：51〜97歳
  主な疾患：脳血管疾患、がん末期
- 依 頼 元　地域包括支援センター、病院のMSW など

〒351-0012 埼玉県朝霞市栄町 5-7-12-201
TEL 048-235-0621
http://www.ne.jp/asahi/careplan/wakaba/

事例 **4** ● 小規模多機能型居宅介護・グループホーム

在宅介護を支える地域の拠点をつくる
― 小規模多機能型居宅介護で開業して ―

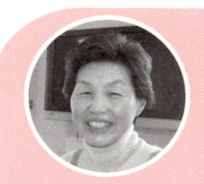

田口 アキ子 ●たぐち あきこ
有限会社 より愛 代表取締役

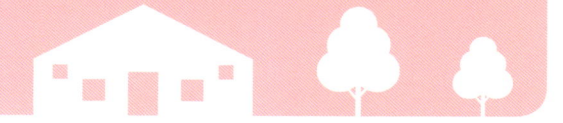

Profile
2006年、奈良県初となる小規模多機能型居宅介護施設（グループホーム併設）を開設。地域密着のよさを生かしながら、利用者・介護者1人ひとりに寄り添う介護サービスを提供。地域住民の交流にも力を入れ、誰もが笑顔で暮らせる街づくりをめざす。

山・畑・菜の花に囲まれた地で

「より愛どころ ありがとう」は、「小規模多機能型居宅介護」と「グループホーム（認知症対応型共同生活介護）」を併せ持った施設として、2006（平成18）年11月に開業しました。場所は奈良県桜井市生田。周囲を山と畑と菜の花に囲まれた施設です。

小規模多機能型居宅介護とは、2006（平成18）年4月の介護保険制度改正に伴って創設された「地域密着型サービス[*1]」の1つです。このサービスを利用して住み慣れた自宅や地域に住み続けるという選択は、「在宅」と「施設」の二者択一を迫られてきた高齢の方に新たな可能性を開きました。また、グループホームとは、認知症高齢者や障害者などが住み慣れた環境で自立した生活を継続できるように、少人数で共同生活を営む住居またはその形態のことで、こちらも地域密着型サービスの1つです。

当施設の小規模多機能型居宅介護事業（介護予防含む）は登録定員25名。通いの定員は15名、宿泊定員は7名、グループホーム（介護予防含む）の定員は7名です。現在、スタッフは介護職員が常勤15名、非常勤17名

[*1] 平成18年度の介護報酬改定で創設されたサービス。従来の「居宅サービス」の隙間を埋めたり、複数のサービスを組み合わせるなどして、地域の特性に応じた柔軟なサービスと24時間365日の安心を提供するねらいがある。「定期巡回・随時対応型訪問介護看護」「複合型サービス」「小規模多機能型居宅介護」「認知症対応型共同生活介護（グループホーム）」「夜間対応型訪問介護」など8つのサービスで構成される

うち看護職員1名、介護支援専門員1名です。そのほかボランティアにもご協力をいただいています。

● 当施設の特長

当施設の小規模多機能型居宅介護事業では、自宅で自分らしい生活を続けていただくために、以下の4つの特長（2013年4月30日現在）をもって支えています。

その①　「思い」や「願い」を大切にし、可能な限り在宅で暮らすことを支えます。

その②　介護の「困った」にお応えするために、「通い」「宿泊」「訪問」を使って柔軟に支えます。

その③　24時間・365日の安心をお届けするために、通いで顔なじみになったスタッフがいつでも対応させていただきます。

その④　地域のみんなで考えます。

地域での暮らしは地域のみなさんの支え合いなしには成り立ちません。その④で挙げた「地域のみんなで考え」るために、地域のみなさんと事業所のつなぎ役として「運営推進会議」を設けて情報交換・共有を図っています。

🌳 主婦から介護事業の開設者へ

● 自分たちの老後の居場所は自分たちでつくる

准看護師の資格をとった私ですが、病院勤務後間もなく、縁があって結婚が決まり、木材屋の主婦として仕えました。45歳のとき、胆嚢全摘術を受けました。退院間近に講話を聴き、「自分が60歳まで生きられたら、何かお役に立つことをしたい」と強く思いました。

〔自宅でのさりげない見守りで元気になった義母〕

その後は、義父・義母を10年間介護しました。その合間をぬって、近所の介護施設でボランティアもさせていただきました。

家と介護施設の両方で介護をしているうちに、「在宅」と「施設」の違いを感じるようになりました。家での義母の介護では、ほったらかすかのようにさりげなく見守りましたが、3歳と生まれたばかりの孫たちと接するなかで、脳梗塞で体が不自由だった義母は歩き出したのです。まずベッドから這いずり落ち、もがきながら這い、つかまり立ちをしました。まるで赤子の成長のようでした。ついにはしゃべりだし、元気になりました。

施設の介護サービスのあり方に少し疑問が見えてきて、「自分たちの老後の居場所は自分たちでつくらなければ」、そう決意しました。

○ この家をやるから好きなようにすればいい

　45歳のとき、夫に「今から老後のことを考えた集いの場所をつくりたいので、空いている部屋を貸してほしい」と頼みました。しかし、その時は「わしが死ぬまで、それはしないでくれ」と言われました。その夫が、12年を経てがんになり、手術もできないことがわかりました。夫は1カ月考えた末、言いました。

　「この家をすべておまえにやるから、好きなようにすればいい」

　夫の言葉は、何よりも私の支えになりました。

　がん末期の夫とともに小規模多機能型居宅介護事業を立ち上げました。その3カ月後、苦しみもなく、眠るがごとく夫は息を引き取りましたが、私は大きな勉強をさせてもらったと思っています。

開業のきっかけ：自分の介護への確信

　夫が事業の立ち上げを許してくれたのは、私の義父・義母への介護、そして近所に住むCさんへの見守りを認めてくれたためでした。

○ 手を握る力は生きる力

　Cさんは、私の近所に住む当時62歳（2013年現在71歳）の女性です。9年前にくも膜下出血の手術を受け、後遺症として認知症の症状が残っていました。入院中、頻繁に徘徊をするようになり、施設に移ることになりました。私は、Cさんのことが心配で、お見舞いに行きました。久しぶりにお会いしたCさんはまったくの無表情で、ただ一点を見つめる目。話しかけても返事がなく、生気を失った人のようでした。けれども、私がCさんの手を握ると、Cさんはその手を"ギュッ"と握り返してきたのです。

　私は、普段から「手を握る力は、生きる力」と考えています。「生田の美しい自然に触れながら、家で家族と一緒に過ごすことができれば、Cさんは回復するのでは？」と、握り返された手の力に希望を感じました。

○ 自宅に連れ帰ることを提案

　また、Cさんのご主人が気落ちして毎夜酒びたりになり、朝、酔いが覚めぬ体でバイクに乗って、1時間かけて施設へ向かう姿を見ていました。「事故でも起こしたら大変」と、とても心配でした。

　そこで、私はご主人と息子さんにお話しし、Cさんを家に連れて帰ることを勧めました。ご主人と息子さんには犬を飼うようアドバイスし、毎日Cさんと一緒に犬の散歩や買い物に行くことも勧めました。

● 自分の考え方・方法は間違っていなかった

〔口元が動いた！話せた！〕

　Cさんは毎日、早朝からご主人と手をつないで出かけ、戻ってくると昼からは犬を連れて買い物に行くようになりました。それが半年ほど続いたある日、いつものように私はCさんに冗談などを言って話しかけていました。そのとき、それまで無表情だったCさんの口元が、かすかに動きました。その後ほほえむしぐさもでき、Cさんのご主人も息子さんも、希望の光が見えたことを喜びました。1年後には言葉が出るようになり、うれしい第一声は、もらった大根を私のところに持ってきてくれたときの「奥さーん、大根」でした。

〔自然のなかでの家族との生活が回復をもたらした〕

　その後もCさんは、同じ日課を続けました。生田の自然のなかで生活し、3年が経つと普通の近所のおばさんです。今ではご主人も見送り、仕事で遅く帰る息子さんを待ちながら、「より愛どころ ありがとう」で食事の手伝い、他の利用者さんのおしゃべりの相手、利用者さん同士のもめごとの仲裁までこなします。その姿を見るにつけ、「自分の介護に対する考え方やそれをもとに行った方法は間違っていなかった」と確信したのです。

通い・宿泊・訪問と居住のサービスを提供

● 理想と考える介護の形

　私は住んでいた自宅を改装し、1階に小規模多機能型居宅介護の食堂・居間・事務室・宿泊室・浴室、2階にグループホームの居室・食堂・居間を設けることにしました（**写真1**）。小規模多機能型居宅介護なら、「通い」「泊まり（宿泊）」、「訪問」のサービスを、利用者の状態に合わせて柔軟に提供できます。さらに、「居住」のサービスであるグループホームを加えることで、"なじみの関係"を壊さない、私が理想と考える介護の形に近いものができると思いました。

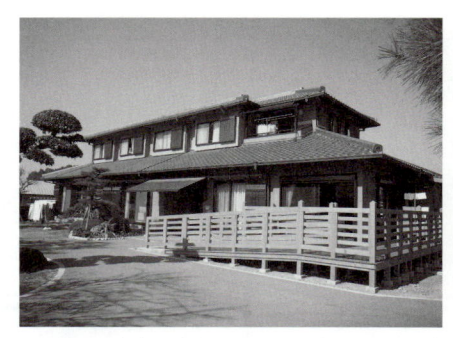

↑**写真1**　自宅を改装して立ち上げた小規模多機能型居宅介護施設「より愛どころ ありがとう」（グループホーム併設）

● 専門家の意見を取り入れ開設・改装

開設にあたっては、さまざまな人のお世話になりました。介護保険事業立ち上げのサポートを行っている「やぶき行政書士事務所[*2]」の矢吹幸大先生には、小規模多機能型居宅介護の制度が始まる10ヵ月も前から、いろいろとご相談に乗っていただきました。また、改装にあたっては介護の専門家の意見をいただき、取り入れました。

1階の居間・食堂に配置したテーブルは六角形にしました。これは、全員の顔が見えることを意図したもの。浴室は利用者の体格に合わせて浴槽の大きさを調節できるように1.5人浴槽としました。4.5人浴槽がありましたが、これは青森ひばの1.5人浴槽に改造しました。

木造の家屋だったため、消防設備を設置したり、2階からの避難階段を取り付けたりと改装費用はかさみましたが、厚生労働省の補助金を受けられたので少し助かりました（その後、スプリンクラーも設置）。

[*2] 大阪府八尾市にある行政書士事務所。介護保険事業の立ち上げもサポートしており、開業に関する豊富な情報を持つ。「介護保険事業スタートなび」というホームページも開いており、「より愛どころ ありがとう」についての情報も多くの写真とともに掲載されている。
http://www.yabuki-office.com/kaigo/index.html

🌳 畑・地域交流スペース・自然食の店を設ける

● 園芸療法の畑で無農薬野菜を栽培、利用者の食事に

施設の南側には園芸療法を目的とした畑を設けました。利用者の負担にならない程度に園芸作業を行うことで、介護の効果が上がることが報告されています。また、畑で収穫した無農薬野菜を施設での食事に利用することもできるので"一石二鳥"です。

〔「重ね煮」による調理〕
ちなみに「より愛どころ ありがとう」では、施設利用者の方の食事には自然の手作り食を取り入れ、陰陽調和料理法の「重ね煮」で調理するように心がけています。この調理法は施設を始める前から勉強会をして学んでいたものですが、宇宙に向かって育つ野菜と地球の重心に向かって育つ野菜をひっくり返し、順にお鍋の底から積み重ね、大地の気と宇宙の気をいただくため塩を上下にひとつかみまき、蒸すものです。これをいろいろなメニューに使用します。砂糖や化学調味料をなるべく使わずうまみを出す野菜たちを重ねることで、またうまみが増します。

● 地域交流スペースも隣接

〔介護保険を利用できない方が立ち寄れる〕
畑の南側には、地域交流スペースとして「菜の花さんの家」と名付けた小さなログハウスを建てました（**写真2**：p.040）。「介護保険を利用でき

ない方にも気軽に立ち寄ってもらいたい」との思いからです。私は66年間生きてきたなかで、4人の子育て、体の不調、また介護の問題など困ったことがあったときに、「ちょっと相談に乗ってもらったりできるところが近くにあったら、どんなに安心だったろうか」と思うことがあり、このような場所が必要だと考えたのです。

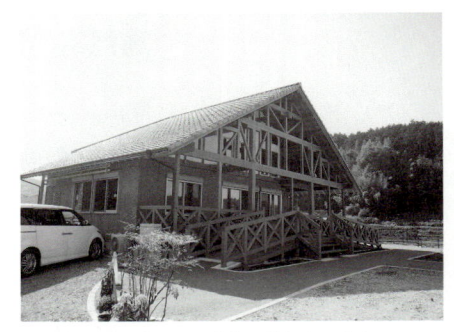

↑ 写真2　ログハウス「菜の花さんの家」

〔相談や意見交換、勉強、遊び場などに利用〕

　現在は、いろいろな相談や悩み事を話す居場所、また介護技術の取り組みや他施設の介護スタッフとの意見交換の場所、地域の方々の勉強や会議の場所、「より愛どころ　ありがとう」の利用者とスタッフが会員制詩吟の会として本格的な先生の指導のもと勉強する場所などになっています。また、あるときは講演場所として、また子どもたちの遊び場として、障害者さんの貸切レストランとして地域交流スペースが役立っています。

● 自然食の店（キッチン）を開設！

　2012（平成24）年3月、地域交流スペースを増改築して「菜の花キッチン」を開設しました。先にご紹介した陰陽調和料理法の「重ね煮」を取り入れた自然食の店です。開設して一番うれしいことは、利用者さんのご家族の希望で、利用者さんのお誕生日をご家族みんなでいらして祝いの食事会を開いてくださることです。そのときは「キッチンを開いてよかった」と思うときです。また、遠くから認知症を抱えた方のご家族が食事に来てゆっくり話をされて帰る姿を見ると、うれしさがこみ上げてきます。

小規模多機能型居宅介護事業所（者）ネットワーク始動！

　私が「より愛どころ ありがとう」を立ち上げたときには、奈良県内には当施設のほかに小規模多機能型居宅介護施設はありませんでした。しかし、それから半年の間に3施設が開設しました。

　施設見学・提出書類についての相談・スタッフの研修などを受け入れる過程で、開設の苦労や制度の矛盾、情報の届きにくさなどが話題になり、「事業者たちの情報交換や交流ができる場」が必要であることを痛感しました。

　そこで、県内の事業者に呼びかけて、2007（平成19）年6月に「第1回県内・小規模多機能型居宅介護事業所（者）の集まり」を開催しました。

2013（平成25）年4月20日には33組の事業所（者）が集い、第3回のネットワークの総会を開催することができました。これからも定期的に情報交換や勉強会などを行い、事業者同士顔なじみのつながりを持ち、お互い向上し合えるネットワークに育っていくよう努力したいと思っております。

🌳「菜の花プロジェクト」への参画

*3
1998年に滋賀県愛東町（現東近江市）で発足した、菜の花の栽培によって地域自立の資源循環サイクルをめざすプロジェクト。ドイツで行われてきた取り組みに影響を受け始まった。現在、全国のさまざまな地域や自治体で取り組みが行われている

介護事業をする4年前から私が力を注いできた活動に、「菜の花プロジェクト*3」があります。菜の花プロジェクトとは、「耕作放棄地に菜の花を咲かせ"菜の花の町"にしよう」という趣旨の取り組みで、「地域住民は環境を守る」ということに端を発して動いたボランティア活動です。これは、地域交流スペース「菜の花さんの家」の名前の由来にもなっています。

● 10年の介護疲れを癒すために植えてくれた菜の花

私が住んでいる奈良県桜井市には、里山の近くの谷あいに産業廃棄物が埋められてできたお山がありました。この産業廃棄物問題に取り組んでいた住民と知人が2003（平成15）年に、私の10年間の義父・義母の介護疲れを癒すために"菜の花さん"を植えてくれました。それをきっかけに菜の花プロジェクトとのご縁ができました。

花の持つ力（癒し・浄化）を肌身に感じたことで、「産業廃棄をバッシングするだけではなく、耕作放棄地を黄色い菜の花でいっぱいにしたい」「花をめで菜種油を採取し、使用した廃油を回収して石鹸や代替燃料にする循環型社会をつくれば桜井の町が元気になる」「このお山ができたことでみんな心1つになり元気をいただけた」、そんな思いがして、それらの思いから桜井の菜の花プロジェクト（現「さくらい菜の花プロジェクト」）が生まれたのです。

● 加藤登紀子さんを招いて地域を元気に！

2009（平成21）年のある日、当プロジェクトの代表が、肩の痛みをがまんしてなぜ（で）ている姿を見ました。代表は菜の花を咲かせるためにいつも先頭立って動いてくれていましたが、活動がなかなか広まらず悩んでいました。そのとき「環境問題を伝えてくれる加藤登紀子さんが来てくれたらなあ」という一言を聞きました。私は所用で東京に出かけた折、紹介もなくアポイントもとらず、東京の加藤さんの事務所を訪れ、「環境問題とプロジェクト推進のために、加藤登紀子さんを招いてこの丘に登ってもらい、元気を頂戴したい！」と伝えたのです。

● 小学生児童・幼稚園児・地域の方々とともに

　加藤さんはびっくりされましたが、快く引き受けてくださいました。コンサートは成功、その翌日には、このイベントのために借りて菜の花を咲かせた4000坪ほどの丘の上に加藤さんに登ってもらい、東の山を望んでもらいました。このときは感無量でした。

　しかし、菜の花を植えて資源循環サイクルをめざす活動は、その後もなかなか広がりません。ただ、そんななかでも10年来菜の花を咲かせ続けることはでき、2013（平成25）年4月21日には10回目の「菜の花まつり」を開催できました。集まったみんなで東西南北に向かって「ありがとう」と言い、「ふるさと」を歌いました。心の奥底からあたたかいものが湧き上がってきました。

　菜の花を植える活動は小学生・幼稚園児・地域の方々と取り組んでいるためか、土日になると「より愛どころ　ありがとう」に子どもたちが弁当を持って遊びにやってきて手伝いをしてくれます。小学校5年生は授業の取り組みとして認知症を勉強し、毎年訪れ交流してくれています。何よりもうれしいことです。

🌳 24時間365日地域を守る

● 在宅介護を支える地域の拠点として

　小規模多機能型居宅介護事業は、介護保険事業のなかでも採算がとりにくい事業です。しかし、24時間365日、在宅介護を支えるしくみとしての小規模多機能型居宅介護事業をやってみて感じたことは、地域の拠点としての役割を十分果たせるように思います。だからこそ、各小学校区に1つあることで、地域に密着した福祉施設として安心をもたらすのではないかと思っています。

● 障害者や学童なども受け入れたい

　私は、困っている方なら誰でも、たとえば障害者の方や学童（保育）なども受け入れたいと思っているのですが、現在の介護保険制度ではそれが認められません。それを可能にするためには「受け入れ側」「認可する側」「利用される側」が、小規模多機能型居宅介護の施設の見学などを通じて内容を理解し話し合い、勉強し合える場をつくっていかないといけない、と思っています。

〔交流の場を積極的に持つ〕

　そのために今「より愛どころ ありがとう」では、利用される側の方々と交流を持っています。障害者の方とは月1回、子どもたちとは菜の花の植え込みや年4回のお祭りを通して交流しています。隣接する小学校の小学生とは介護の勉強を通して、幼稚園児には散歩の休憩所として気軽に立ち寄ってもらうことでも交流を持っています。顔見知りとなることで、子どもたちが土日に弁当を持って一日過ごす場所として「より愛どころ ありがとう」を選んでくれていることは、本当にうれしく思います。

　当施設は、2013（平成25）年11月に8年目を迎えました。全国的にはまだまだ数が少ない小規模多機能型居宅介護事業ですが、随時、施設見学を受け付け、ともに地域を支える開業者が増えることを願っています。

Column

「村松静子のひとこと」

　とにかく、たのもしい。安心感が得られますね。「つらい体験を乗り越えて生かしていく姿勢」は"開業"に絶対不可欠なんですよ。一方、これは私もこだわっているところですが「手を握る力は、生きる力」という"看護"が落ちていないのもすばらしい。「小規模多機能型居宅介護」は経営が大変ですが、ものすごく創意工夫をされています。「菜の花プロジェクト」の行動力は、抜群です。

より愛どころ ありがとうの概要

- **設置主体**　有限会社 より愛
- **登録定員**　25人（小規模多機能型居宅介護事業：介護予防含む）
  通いの定員：15人
  宿泊の定員：7人
  グループホーム（介護予防含む）の定員：7人
- **スタッフ**　介護職員：常勤15人、非常勤17人（うち看護職員1人、介護支援専門員1人）

〒633-0048 奈良県桜井市大字生田235
TEL 0744-42-0089
FAX 0744-42-0890
http://www.yabuki-office.com/kaigo/yoriai/html
http://ameblo.jp/yoriainiwadayori/（ブログ）

第 3 章

起業の実際②
多機能サービス編

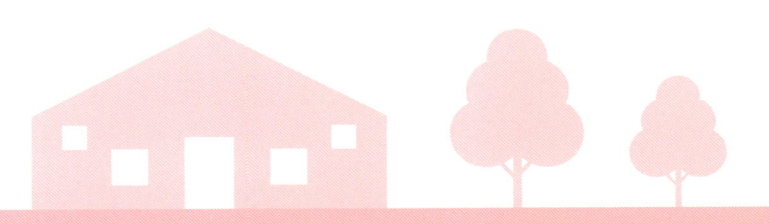

事例 **5** ・デイサービス・小規模多機能型居宅介護・訪問看護・訪問介護・居宅介護支援・グループホーム・フリーハウス

"私にできることはないかしら"という思いを抱いて
― "地域密着型"の多機能施設を開業して ―

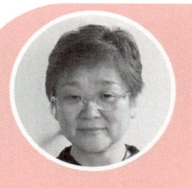

小林 和枝 ●こばやし かずえ
有限会社 こばやしさんち　代表取締役
看護師

Profile
1969年札幌医師会准看護学校、1972年国立療養所西札幌病院付属高等看護学院を卒業し、1973～78年札幌医科大学附属病院に勤務。1991～93年の2年間のみ、パートで旭川医科大学医学部附属病院に勤務。2003年デイサービスセンターこばやしさんちを開設、翌2004年に有限会社こばやしさんちを設立・移転、現在に至る。

🌳 自然発生的に生まれたフリーハウス

● がん治療と交通事故から生還したものの……

　大学病院で働いていたころ、担当していた患者さんが最先端の治療を終えて退院するその日に「1人で生活する自信がなくなった」との遺書を残して自殺されました。私は「疾病の治療だけでは病が癒えたとはいわないのだ」と、言い知れぬ無力感を抱いたまま結婚し、専業主婦となりました。
　主人の両親と同居し、4人の子どもを育てて3人が自立。両親も見送って「やれやれ」と思ったとき、胃がんと診断され、胃の3分の2をなくしました。その翌年には交通事故に見舞われ、奇跡的に助かりましたが、肝臓3分の1と胆嚢を摘出し、頸椎と両足首を捻挫、逆行性健忘症で記憶の一部をなくしました。

〔もう私にできることはないのだろうか？〕
　1年間の治療と「死んだほうがまし」と思うほどのリハビリに耐え、やっと自分の体が動くようになったとき、自殺した患者さんのことを思い出し、「このまま何もせずに生きていくのだろうか？」「もう私にできることはな

いのだろうか？」と不安に駆られました。

● 近所の認知症の方を預かったのをきっかけに

〔トイレに這って行っていた私が……〕

　そんなとき、近所のおばあちゃんが認知症になりました。いろいろ施設を探したけれど、うまくいかず、娘さんが仕事を辞めて介護しなければならないと聞き、思わず「うちに遊びによこしたら？」と言ってしまいました。トイレに這って行っている私が……。

〔自宅が"日中だけのフリーハウス"に〕

　そのおばあちゃんは私の家に遊びに来るようになり、「身体を使うおばあちゃん」と「口を使う私」という、二人三脚の生活が始まりました。しんどいことはあっても、動くことで私の身体機能は劇的に回復し、充実した毎日でした。

　そのうちに、1人2人と増え、障害のある人も来るようになり、自然発生的に、誰でも来たいときに来られる1日3000円、食事・入浴付き、"日中だけのフリーハウス"が生まれました。それが2002（平成14）年、北海道旭川市で52歳のことです。

🌳 地域密着型施設を開設

● 利用者が増えたのでデイサービスセンターを開設

〔子ども部屋を改装〕

　利用者がどんどん増えたので、翌年の2003（平成15）年には自宅の子ども部屋を改装して、定員15人のデイサービス[*1]センター「こばやしさんち」を開設しました。最初の利用者となった認知症のおばあちゃんが私の家のことを「こばやしさんち」と言っていたので、おばあちゃんが来やすいように、それをそのまま名前にしました。

〔まずは妹の会社のサテライトとして〕

　会社のつくり方がわからなかったので、妹の会社のサテライトとしての開業です。ただ、許認可申請書はしくみがわからないと心配なので自分で行いましたが、私のあまりの無知に、担当者は「あなたがするんですか？」と心配そうでした。

〔開業資金は保険金を充当〕

　開業資金は、胃がんと交通事故の保険金の700万円を充てました。当時は「私の命はたったの700万円か」と思いましたが、今思えばありがたい話です。

*1
通所介護。利用者が自宅などの居宅から日帰りで、通いで利用する居宅サービス

○宿泊サービスもスタート：デイサービスの自主事業として

「できれば同じところに預けたい」との家族の要望もあったので、開業と同時に、デイサービスセンターの自主事業として宿泊サービスもスタートしました。これは、4人以上の泊まりがなければ基本的に赤字です。

思い切って有限会社を設立、事業を拡大

その後、自宅が手狭になったのと、地域の方からの「住むところがあれば……」との要望が多かったこと、また、デイサービスに通う人の健康管理が思いのほか放置されていることを知ったことから、思い切って2004（平成16）年に「有限会社こばやしさんち」（以下、こばやしさんち）を設立しました。

同時に隣の畑を借り、6人が住める居住空間（フリーハウス）をつくり、必要に迫られて定員6人のグループホーム・訪問看護ステーション・居宅介護支援事業所も開設。デイサービスは定員20人に増員し、移転しました。

〔資金は銀行で借り入れ〕

資金は銀行借り入れで金利助成も含め4000万円、7年払いです。利用者に認知症の方が多くなり、グループホーム・デイサービスの宿泊希望が増えたことを受け、小規模多機能型居宅介護事業所を続けて開設。運転資金のほかは銀行借り入れです。ハローワークの助成金等をフル活用しても、最初に借りた4000万円を返し終える2011（平成23）年6月までは四苦八苦でした。

それぞれの事業の体制と特徴

○デイサービスセンター

利用者1日12人程度、職員12人（パート含む）

〔園芸への取り組み〕

"少人数で家庭的"をモットーに園芸に取り組み、庭に果物の木11種類、野菜13種類を植えたほか、車椅子でも手入れができる花壇をつくり、草花やハーブを所狭しと育てています。収穫したものは、味わったり、週替わりでハーブバスにするほか、テーブルに花を飾っては利用者に花の名前を思い出していただいています。

〔動物とのふれあいも〕

また、職員手づくりのミニパターゴルフ場でパターゴルフを楽しむ（写

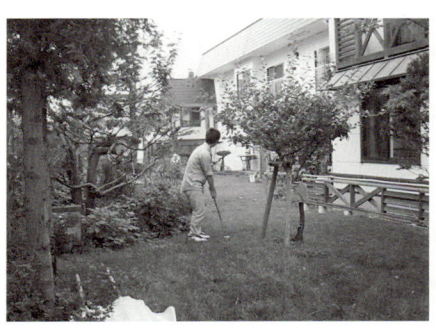

↑写真1　職員手づくりのパターゴルフ場でパターゴルフを楽しむ

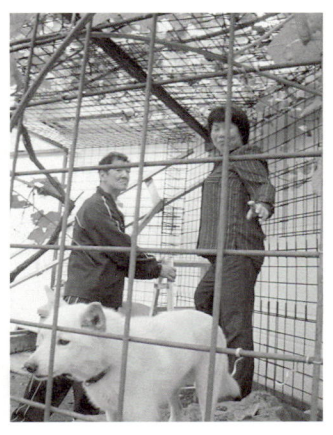

↑写真2　動物とのふれあいが認知症回復のきっかけになることも

真1）ほか、日光浴や歩行練習をしたり、お花見やジンギスカンパーティーを開いたり、犬を飼っておやつをあげたりしています。動物とのふれあいによって、昔飼っていた犬の名前を思い出したことが、認知症回復のきっかけになった人もいました（**写真2**）。

〔温泉や外食のお出かけ〕

　年に3回は、施設から1時間以内で行ける温泉を探して入浴に出かけます。2カ月に1回は外食の日もつくっています。それぞれ希望のところへ行くのですが、なぜか回転寿司が多く、ホテルランチは「食べられるものがない」と不評です。物のない時代を過ごした高齢者には、お寿司が最高のごちそうなのでしょう。

〔子どもやボランティアとの交流〕

　保育所の子どもたちのお遊戯会や小学校の運動会の見学、向かいにある中学校の合唱団のコーラス、隣の中学校のマンドリンの演奏、民謡、手品、ドクターの健康講座など、ボランティアとの交流が盛んです。

〔薪ストーブによる和やかな雰囲気の演出〕

　暖炉の炎を見ることで昔を思い出せるよう、薪ストーブで和やかな雰囲気を演出していますが、家が火事に見舞われた認知症の方がいて、大暴れになり、事前調査の甘さを思い知らされたこともありました。

● グループホーム

利用者6人、職員7人（うちパート3人）

〔町内の方にも支えられて〕

　定員は少人数で、眠剤などの薬は最小限にして、ホームのまわりに小さな畑をつくり、炊事・洗濯・掃除・手仕事・入浴等は共同作業で行っています。散歩のときはゴミ袋を提げて町内のゴミ拾いをしますが、その道す

がら町内の方に庭のお花をいただいたり、ベンチを用意してお茶を出していただいたり、「つくった野菜が余ったから食べてください」と声をかけていただくなど支えていただいており、感謝に堪えない思いです。

〔訪問看護と連携したターミナルケア〕

ホームでの生活が気に入り、「終末期は病院ではなく、ここで迎えたい」と願う人も多く、バックアップ病院（地域の開業医や訪問医の先生）に協力をお願いして、訪問看護と連携しターミナルケアも行っています。家族とホームの住人・職員で「いい顔してるね。ちょっと先に行っててね」と、開業以来3人の方の穏やかな最期を見送りました。現在、大腸がんでターミナルの方がいますが、痛みが認知できないので普通に生活しています。関係するみなさまに感謝です。

● 小規模多機能型居宅介護事業所

利用者15人（うち障害者7人）、職員13人（パート含む）

小規模多機能型居宅介護は、利用者ができるだけ自立した生活が送れるよう、「通い」を中心に短期間の「宿泊」や自宅への「訪問」を組み合わせたサービスです。

〔医療処置の多い方への対応〕

利用料金がマルメ（包括払い）で、医療処置の多い方の対応（胃ろう・点滴・導尿・吸引・人工呼吸器在宅酸素等）もしています。通い・宿泊・ヘルパー派遣が同じ事業所であるため"なじみの関係"が保たれ、混乱が避けられる（利用者の80％が認知症を合併しているため）ので重度の方の宿泊利用が多く、まるで療養病棟のようになり、そんななかでも楽しく生活するためにはどうしたらよいか、対応に苦慮しています。

〔宿泊の方の内訳〕

宿泊は最大9人までと決められています。現在は9人で、そのうち要介護5が3人と障害6が2人（うち胃ろうが5人、吸引器が必要な方3人）、要介護4が3人です。開業3年で、胃ろうと吸引の離脱が各1人。会話ができるようになった方も多く、まずまずの成果と思っています。

〔宿泊者の方の看取り〕

驚いたのは、前日の夕食時に「私、ここに来られてよかったわ。今日のご飯はとてもおいしかったし、なんにも思い残すことはないの」と笑っていた宿泊中の方が、朝食に来ないので迎えに行ったら、笑みを浮かべて旅立たれた後だったことです。そのときは、びっくりしたのなんのって……。でも、家族には感謝されました。3年間で4人の看取りをしました。

〔看護加算の取得〕

朝8時から21時まで4人の看護師を交代で配置していますが、2013（平

成25）年にやっとケアマネジャー資格のある看護師がみつかり、まずは安心、待望の看護加算（看護職員配置加算）もつきました。

〔精神・身体に障害のある方の利用も可能に〕

　障害を持つお母さんから「私たちは利用できないの？」と聞かれ、規制緩和されたのをきっかけに申請しました。市の条例ができるまで1年かかりましたが、基準に該当で精神・身体に障害のある方も利用できるようになりました。旭川市に感謝です。

● フリーハウス

利用者14人、職員5人（パート含む）

〔許認可外の方には下宿方式で対応〕

　精神・身体障害や認知症があり1人で生活できない方、夫婦で入所しご主人は仕事に行く方、家族が1～2カ月留守にするので薬の管理が必要な方など、いつでも困ったときの「こばやしさんち」です。許認可外の方には下宿方式で対応しており、利用者は旭川市以外からもいらっしゃいます。

● 訪問看護ステーション

利用者32人程度、看護師4人（常勤換算2.9人）

〔認知症・精神科看護を得意とする単独型〕

　単独型で利用者は少ないのですが、認知症や精神科看護を得意としており、利用者の3分の1は精神疾患、3分の2は合併症を持つ認知症です。1日として同じ日はなく、面食らうことも多いのですが、看護師は短時間労働の人も含め経験豊富で積極的な人が多く、地域の病院・医院、在宅医の協力をいただき、「主治医を変えずに住み慣れた地域で生活できるように援助できる」のが単独型のよいところです。

〔実習を受け入れ〕

　また、年1回限定で在宅看護の実際の講義と、2週間の看護学校の訪問看護実習も引き受けています。

〔緊急時には他の部門に駆けつける〕

　看護の使命は抜苦与楽（苦を抜き楽を与える）。そのため「こばやしさんち」の訪問看護師は、緊急のときは「こばやしさんち」のどの部門にも駆けつけるので、利用者が少ない割にはいつも"てんてこ舞い"です。それでもこのステーションがあるからみんなが安心なのだと満足しています。

● 居宅介護支援事業所

ケアマネジャー1人

　ベテランのケアマネジャーが、ケアプランはもちろん、あらゆる相談に

応じています。時にはデイサービス利用中に「家に帰る！」と言い出す利用者と散歩をしたり話を聞いたりして、"よろず相談所"です。

● 「こばやしさんち」のスタッフ

事務職員2人
　請求、物品の購入、仕入れの相談、利用者の金銭管理、緊急時の見守りと"なんでも屋"をこなします。「こばやしさんち」のお財布は、この2人の女性が頼りです。

厨房スタッフ6人（いずれもパート）
　6人のパートさんで、食材の決定、メニューの変更、仕入れとすべてをこなします。スタッフはそれぞれ個性的。家庭的な味なので、みなさんに喜ばれています。最高齢は76歳、若い者には負けません！

〔会計士：K会計事務所〕
　「こばやしさんち」の職員ではありませんが、創業当時より資金計画からベースアップ・月々の収支・給料計算に至るまでお願いし、アドバイスいただいています。私1人では「ま、いいか」で倒産していたかもしれません。

🌳 「こばやしさんち」の今後

● ヘルパーステーションを再開

　「こばやしさんち」で元気になった人が、それぞれできることをしながら、不足のところはヘルパーの助けを借り、ゆっくり生きられたらと思っていたところ、裏に建っている家が手に入りました。11名の住居ができたので、休止していたヘルパーステーションも同時に再開することにしました。楽しい家になれば、と思っています。

● 多様なスタッフが快適に働ける環境を整えたい

　「こばやしさんち」のスタッフは、20歳から76歳までと年齢が幅広いのが特徴です。「看護・介護に生きがいを感じて」「健康回復のため」「少し家計のためになれば」「少しでも働けたら」「ちょっとアルバイトがしたい」「子育ての合間に社会に遅れないために」など、さまざまな理由で短時間労働の人も多いのです。これらの人が快適に働くことができるように、ゆっくり休める休息室を整備し、人材確保の意味も含めて保育室もつくり、若い人が子育てをしながら安心して働ける環境をつくりたいと思います。
　そのうえで余力があれば、郊外の広いところに、精神・身体に障害があっ

ても高齢でも、畑を耕し、たいしてお金もかからず、私もそこで死を迎える直前まで働きながらのんびり暮らせるところをつくれたらと、夢を描いています。

開業してよかったこと・開業時の注意点

自分自身が人生の目的を持てた

地域の方たちが困っている姿を見て、「私にできることはないかしら」という思いだけで開業しましたが、開業してよかったと感じていることは「こうしたらいいかしら？」と思ったら頑張れば実現できるし、一緒に働く仲間がいることも楽しく、地域のお役にも立てること。なによりもうれしいのは、私自身が「人生の目的を持てた」ことです。52歳で創業しましたが、現在65歳。今後は私自身の健康管理もしっかりしなければいけないと思っています。

開業時の5つの注意点

開業にあたって注意することは
①よくわかっていて身の丈にあったものから
②資金計画は無理しない
③拡大するときは思いを同じくする人を育ててから
④チャンスは逃さない（縮小するときも）
⑤自分自身の軸足がぶれないこと
の5点かな、と思っております。

Column

「村松静子のひとこと」

　自然発生的に誕生したフリーハウスから次々と事業所を開設しています。すばらしいですね！　最初の利用者だった認知症のおばあちゃまが呼んでいた「こばやしさんち」をそのままデイサービスの名前にしたのもいいですね。

有限会社 こばやしさんちの概要

- 開　　設　2004 年
  （詳しくは本文を参照）

〒078-8356 北海道旭川市東光 16 条 6-3-10
TEL 0166-31-6183
http://kobayasisannti.jimdo.com/

事例 **6** ・デイサービス・地域ネットワークづくりの支援・講演活動

看護師が有効な資源だと実践で社会に示し続ける
― 看護人生の総括としての開業 ―

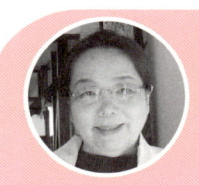

大石 逸子 ● おおいし いつこ
有限会社 地域ケアプラン研究所・海
オーナー
看護師

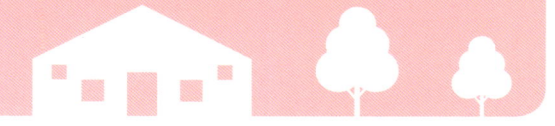

Profile
1972年熊本看護専門学校を卒業後、医療法人萬生会熊本第一病院勤務。1990年同法人西合志病院（現・合志第一病院）の看護部長として転勤。1996年同病院の看護部担当副院長を経て、2004年退職。2005年地域ケアプラン研究所・海を開業。また同時期に特定非営利活動法人まいを立ち上げ、副理事長として評価事業にも携わっている。

看護を看板に掲げて"素手の看護"を提供したい

● 看護は医療と生活を結びつける資源

　「55歳で病院を辞めて、自分の生まれ故郷で何かしたい」「自分という媒体を通して"看護の力"が社会に通用するのか試してみたい」と考えていました。
　病院の看護管理者だった2001（平成13）年、日本看護管理学会のシンポジウム「看護資源の有効利用と政策決定」のシンポジストとして、「看護は"医療"と"生活"を有効に、効果的に結びつけることができる資源である。そのために政策決定に関する看護管理を実践しましょう」と提言、以下の3つを提案しました。
①ケアマネジャーの独立
②看護棟（介護棟）の設立
③地域づくりへの貢献

医療組織の外で看護の独自性を実践したい

〔豊かな人生を支援する看護とは？〕

その提案の根底には、中学卒業後、准看護学校、進学コースと歩いてきて、開業医のもとで働いていたときに「地域医療」の大切さを痛感し、医療法人の病院で高齢者医療と在宅支援のむずかしさを感じ、「看護の独自性をもっとしっかり社会活用すべき」と常々考えていたことがあります。

慢性期高齢者医療・ホスピス病棟・訪問看護にかかわってきた看護師であれば、誰もが"医療と生活を切り離すことの弊害"を知っており、「豊かな人生を支援する看護とは……」と問う機会を多く持つものです。

〔看護人生の総括として〕

看護の独自性を実践することに喜びを感じてきた私ですが、それは「医療組織のなかでの満足」でした。どうしても看護人生の総括に「医療組織から離れて、看護を看板に素手で看護を提供したい」と開業したのです。

夢に付き合ってくれる友人たちと開業！

開業の準備

〔手順・運営：病院勤務時代の経験を活かして〕

それまで勤務していた病院で、介護保険制度開始と同時に介護サービス事業所を設立、運営に携わってきましたので、開業の手順や運営についてはさほど心配なく準備できました。

〔事業所：よい出物を退職金・借入金・持ち金で購入〕

事業所の建物は、運よく実家のすぐそばの旅館だった建物が売りに出ていましたので、退職金と国民生活金融公庫*1（以下、国金）からの借入金、少々の持ち金で購入し、改装することができました（写真1）。

*1
2008年より株式会社日本政策金融公庫

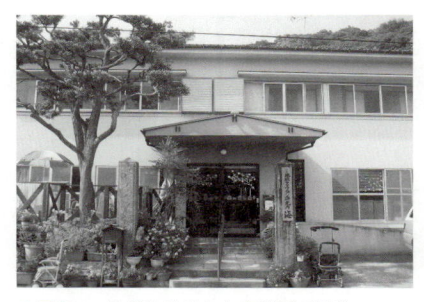

↑写真1　旅館を改装した事業所の建物

運転資金が0円に！その時……

〔1年間無報酬で夢に付き合う〕

ここで持ち金0円となり、運転資金に困りました。しかし、幸いにも、準備段階からパソコン・金銭管理に弱い私に代わってそのすべてを担って

くれていたケアマネジャー資格を持つ義妹と、准看護学校からの友人2人が、1年間無報酬で私の夢に付き合ってくれることになり、晴れて開業できました。

〔日銭資金は講演活動で調達〕

　会社設立の手続き・国金への借入手続きは、私とケアマネジャーの2人で足を運びました。これに関しては、開業している仲間や経営コンサルタントの友人の助言に助けられました。講演活動は継続していましたので、日銭の資金は講演活動で調達しました。

リスクを背負い"生きがい"を支援する

　今、「開業してよかった」「毎日楽しい」「やりがいがある」と日々感じています。それと同時に「どこまでやれるか」と危惧する日々でもあります。特に、開業してよかったと感じるのは、「看護師さんだから安心です」という家族や地域の声が聞けることです。

デイサービスならではの細やかな支援

　デイサービスでは、その人の生活を細やかに支援できます。たとえば、認知症の老夫婦を迎えに行くときは、おにぎり2個を持参します。認知症の独居の方には夕食のお弁当を用意し、息子と寝たきりの母親の家庭には、息子の仕事が継続できるように朝8時に母親を迎えに行き、朝・昼・夕の食事を提供し、もちろん洗濯はデイサービスでやっています。

〔生きがいの継続・新たな生きがい探し〕

　その人に必要なことを看護判断して24時間365日を支えるのがデイサービスの役割と考え、介護保険範囲外のサービスは事業所がボランティアで提供できます。デイサービスの1日のなかで、「その人の生きがいを継続すること」や、「新たな生きがい探し」を支援しています。

　事例をご紹介しましょう（**事例①**）。

事例①　生きがいを取り戻したＮさん

利用者：Ｎさん／95歳／要介護1

　Ｎさんは、若いころから絵が大好きでした。60歳を過ぎて現役を退いたころから絵を描き始め、毎年「日展」に出されるほどでした。しかし、妻が倒れて看病の日々となったこと、またＮさん自身も糖尿病性白内障となったことで、絵を描くことが難しくなりました。糖尿病性白内障は手術をしたものの思うように回復せず、妻が他界した後は絵を描く気力もなく、閉じこもりがちな生活でした。

地域包括支援センターより「Nさんに絵を描かせてほしい」「今一度、Nさんらしさを取り戻してほしい」との要望で、ケアプラン作成の依頼がありました。そこで、週2回、1日2時間程度、風景画のポイントを探し、絵を描かれる間の付き添いから開始しました。

　1年が経過して1人で絵を描かれるようになり、デイサービスでの個展もうまくいきました。「生きがいは高齢者にとって命そのものだ」と実感していたころ、いつもの絵のポイントで絵筆を持ったまま倒れられました。近所の方の通報で駆けつけて「救急車！」と指示したら、周りにいた方から「呼びました」との返事。「家族連絡！」「呼びました」と、地域の方々がしっかり対応してくださっていました。

　Nさんは命に別状はなく、次の日もデイサービスに来られ、シルバーカーでいつものように絵を描きに出かけられました。病院の看護部長であれば間違いなく止めたでしょうが、本人・家族とも「絵筆を持ったまま死んだら本望」と、前日に再確認できています。私は、ゆっくり、後ろからついて行きました。

＊

　「生きがいを支援する」ことは、「大きなリスクを背負う」ことになります。適切な看護判断をして、状況を予測し、十分な説明をすることで本人や家族が安心できるのです。

🌳 "看護の力"をその人の生活に応じて直接活かせる

● 看護判断を直接発信できる

　高齢者は、多くの疾患を持ちながら生活されています。在宅生活のなかで看護師が症状を早期発見して適切な指導をすることが重要で、そのためには看護のアセスメント能力やコーディネーターとしての能力が必要です。これらの能力を発揮した事例を2つご紹介しましょう。

事例②　ほかの家族の受診決断につなげる
利用者Aさん／△歳／アルツハイマー型認知症

　この利用者（Aさん）はアルツハイマー型認知症で、デイサービスを利用されていました。ある日、「認知症の進行状況がこれまでと違う」と感じたことがありました。家族へ病院受診を促しましたが、なかなか動かれません。看護判断した内容を文章（利用者の家族への手紙）にして渡すことで、ほかの家族が病院受診を決断して同行されました。利用者は「硬膜下血腫」と診断され、治療を受けられました。

> ●利用者の家族への手紙（一部抜粋）
>
> 　特に大きな変化があるわけではありません。体温36.0度、脈69、血圧125/56と安定されています。ただ気になることは、左側の握力や筋力が少し低下しているように思います。少ない運動量によるものかもしれませんが、何度か転倒されたときに頭部打撲されていますので、脳内に何か変化が起きていないか心配です。一度、医師に診察を受けることをお勧めいたします。何もないかもしれませんが、安心のためによろしくお願いいたします。
>
> 　　　　　　　　　　　　　　　　　　　　　　　デイサービス・海　大石

事例③　医療機関に看護判断を伝え受診に持ち込む

利用者Bさん／▽歳／脳梗塞後遺症

　Bさんは、脳梗塞後遺症で利用されていた方です。ある朝、足の動きがいつもより悪く、握力にも左右差がみられました。家族に連絡して病院受診を促しましたが「いつものことだから」と拒否されました。家族へ説明した内容を文書（医療機関への手紙）にして医療機関に再度説明し、受診していただきました。CTで検査した結果、入院となり、その後、徐々に症状が悪化して他界されました。

　　　　　　　　　　　　　　　　＊

　本事例のように、看護師ならば、脱水を早期発見して水分の飲用方法を指導するなど、看護判断したことを、その人の生活に応じて直接対応できるのです。

> ●医療機関への手紙（一部抜粋）
>
> 　9時に来所された際に、昨日より歩きが悪いとのことで車椅子対応をさせていただきました。また、左手の握力低下がみられ、お茶、お茶菓子に手を出されず、ゼリーの飲用を促すと、のどが渇いていらっしゃる様子で少量ずつ飲用され、誤嚥はありませんでした。体温35.8度、脈67、血圧150/74です。脳梗塞の疑いがあります。
> 　9時30分ごろ、お電話でご連絡しました。そのときに以下の点をご説明しました。
>
> ①脳梗塞の心配がある。このまま落ち着けばよいが、状態が悪くなることもあり、大きな発作が起きれば命にかかわる
>
> 　これに対して、ご家族は「これまでも主治医からの説明で同じようなことは聞いている。先週、受診しているので病院に行ってもどうなるものでもない。いつものことだから」とのお返事でした。
>
> ②水分が不足している。飲み込みが心配なのでゼリー状にしたトロミ食を召し上がっていただきたい

> 　上記①については、「状態をみて受診を考えていきましょう」と説明し、②については、「飲み込みが悪く、肺炎を発症するといけないので、トロミ調整食品とゼリーをお渡しし、使用されるように」とお伝えしました。
>
> デイサービス・海　大石

🌳 往診医のいない集落での看取りも支える

　これまで8件の看取りの支援をしました。1件は開業第1号の利用者Cさんです。

〔生まれ故郷で死にたい〕

　Cさんは、がんになり、「生まれ故郷で死にたい」と帰ってこられた独居男性でした。病院の主治医からの紹介と老いた兄弟からの依頼で、昼はデイサービスを利用し、夜と土・日は当事業所の空き部屋を利用してボランティアで24時間介護をしました。一緒に墓参りをして、故郷の海や山の散歩を楽しみました。

　病院の訪問看護師や主治医と連携して、看護を行いました。訪問看護師が「病院へ帰りましょうか？」と何度聞いても、Cさんはその都度首を横に振られました。往診ができない病院でしたので、下顎呼吸で意識がなくなられたときをみて、救急車で搬送し、数時間後に静かに永眠されました。利用開始1カ月後のことでした。

〔帰ってきてよかった。三角で死ねる〕

　「生まれ故郷で死にたい」と希望しても、過疎化していく限界集落では往診をしてくれる開業医がいないのです。今でも「帰ってきてよかった。三角で死ねる」と、静かにはにかまれた顔を思い出します。

🌳 地域ネットワークづくりの支援

〔公民館活動として地域サロンを提案〕

　生まれ故郷で、90歳の母が生きていても、地域ネットワークづくりの支援活動は難しいものです。「地域サロンを公民館活動でやったらどうでしょう？」と持ちかけても、「あなたがもうかるだけだろ」「あなたがしたらよかたい」と反対されたのが5年前でした。

　しかし、3年ほど経つころには「公民館をバリアフリーに改装するには、トイレはどうしたら使いやすいだろうか？」などと、相談されるようになりました。当事業所で地域サロンをつくるための話し合いを、地域の方と一緒に夜遅くまでワイワイ行っていました。

〔「海」に相談すればどうにかなる〕

　2010（平成22）年に、2カ所の地域サロンが動き出しました。「息子が母親を虐待するので」「1人暮らしの高齢者が"隣家が火事になって家に帰るのが怖い"と言っている」と、一時避難的役割も自然発生的に担っています。あるときは「年金通知がきたけれど、こんなに減額されて……」と泣き顔で飛び込んでこられた方がいらっしゃいました。私とケアマネジャーでゆっくり説明すると、安心され、笑顔で帰られました。

　「"海"に相談すればどうにかなる」と、微力ながら地域の信頼を得られたようです。

看護師が有効な社会資源だと実践で示し続ける

　2010（平成22）年、デイサービスの台所の横の空き部屋を改装しました。「看取りの部屋にできれば」と願っています。地域で「在宅で死にたいけれど、1人は寂しい」と思われる方に自由に使ってほしいのです。

　ご近所の方やデイサービスの利用者の方々が手を握り、同じ時代を生き抜いた者同士で支え合いながら見送り、見送られる。それを地域の人々や看護職が支援する——そんな光景をイメージしています。

　開業以来、「看護師は有効な社会資源であること」を実践で示してきました。実践することで、社会に問い続ける姿勢を貫き通すことが、私の今後の抱負です。

> **Column**
>
> **「村松静子のひとこと」**
>
> 　デイサービスや地域サロンを開設。旅館だった建物を購入して事業所にしたのですね。これは、私も昔考えたこと。1つひとつの事例に"看護の心と技"が融合してあふれていて、お見事です。読んでいて、うれしくなりました。

有限会社 地域ケアプラン研究所・海の概要

- 開　　設　2005年4月
- 事業内容
  デイサービス（定員15人）、地域ネットワークづくりの支援、講演活動、居宅介護支援（2010年1月に廃止）
- 事業の状況
  ・デイサービス：利用者32人（1日平均10.5人）、職員9人（常勤換算6人）、ボランティア1日平均1.5人（傾聴・習字・碁など）
  ・地域ネットワークづくりの支援：地域サロン（2カ所）の運営支援
  ・講演活動：年間150〜200回程度。介護・看護に関連する内容で、専門職への講義、施設管理者教育、地区社協（地区社会福祉推進協議会・地区社会福祉協議会）支援、家族の会、老人会などが対象であることが多い

〒869-3207 熊本県宇城市三角町三角浦1314-9
TEL 0964-52-2720

事例 7 ● 訪問看護・訪問介護・居宅介護支援・重度身体障害者のグループホーム

障害者と小児、家族を24時間対応訪問看護で支える
── 人生のファイナルワークとして訪問看護事業を起業 ──

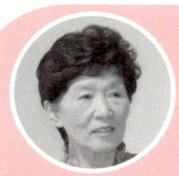

北村 叔子 ●きたむら よしこ

特定非営利活動法人 重度身体障害者と
共に歩む会　理事長
歩む会ナースセンター　所長
看護師

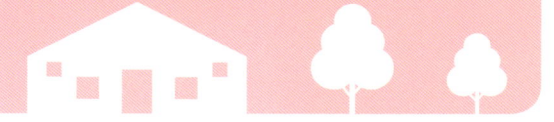

Profile

1952年旧法看護師資格取得、1955年国家登録。1952年金山町立病院（山形県最上郡）、1959年以降国立横浜病院・国立相模原病院に勤務し、1993年に定年を迎える。その後、民間病院・神奈川県教育委員会・神奈川県看護協会等に常勤・非常勤の形でかかわり看護業務継続。2003年に特定非営利活動法人 重度身体障害者と共に歩む会を起業、現在に至る。

ファイナルワークとして起業

● 病院勤務のなかで芽生えた訪問看護観

　病院勤務看護師として働いて体験を重ねながら、折に触れ「看護とは何か」と考えていました。近年は、高度医療の発達・高齢社会などの変化を受けて、医療費の削減方針が示され、入院期間の短縮がはかられるようになりました。看護を考えるとき、戸惑いを覚えたものです。

　そして、病院内における看護の対象は、疾患が急性期・治療期にある人であり、回復期・療養期にある人は退院して、施設・自宅等で生活することになりました。

　しかし、核家族化が進み、家庭内介護力が低下するなか、医療依存度の高い人を地域で受け入れることは困難です。さまざまな対策が検討され施行されていますが、十分とはいえません。救命救急・急性期から在宅療養まで、一貫した看護の継続システムの構築が必要と考えました。在宅療養を支える各職種の中心は看護職でありたいと思っています。

各専門職に囲まれ、設備の整った病院で、回復するまで入院が継続できると安心するのではないかという想いもありますが、当事者の心を思うと一概にはいえないのではないかと考えます。しかし、療養場所が変わっても、看護が継続されることは安心につながるはず。そこから私の訪問看護観が始まったといえます。

定年退職後、障害者と小児に焦点を当てて

特に、医療依存度の高い状態や大きな障害を残して治療を終え、経過観察に移行した人のための施策は少ないようです。定年退職後も、求められるままに看護師として勤め、新たな体験を重ねるなかで「看護師として、母として[*1]生きてきた人生の"ファイナルワーク"として、自分で訪問看護事業を起業しよう」と思いついたのです。そして、本流（介護保険中心：主に高齢者が対象）ではなく、障害者と小児に焦点を当てることにより、競合は避けられると考えました。

本書では、その過程と結果を簡単に述べ、今後の方向を再考する機会とさせていただければ幸いです。

[*1] 北村さんは、頸髄内出血で自発呼吸停止と四肢麻痺になり、人工呼吸器を装着した寝たきりの息子さんを24時間365日の介護・看護で約30年間支えてこられた

🌸 訪問看護ステーションの立ち上げに向けて

情報収集からスタート

〔何も知らなかった訪問看護のこと〕

事業計画を立案するにあたり、ノートにまず「訪問看護事業について」と書いてみました。しかし、続けては何も書けませんでした。「看護師は何人くらい採用するのか？」「医療依存度の高い状態、大きな障害を残して治療を終えて経過観察に移行した人に焦点を当ててサービスしたいとしても、その人はどこにいるのか？」「看護料はどこからいただくのか？」「事業開始の許認可はどこで得るのか？」という状態で、何も知らなかったのです。

しかし、人工呼吸器装着者の看護基準やベッドサイドケアについては、対象をさまざまに想定しながら考えることは簡単でした。「病院の中では看護のエキスパートで、看護管理を一応やれていたとしても、訪問看護サービスは始められない」と納得。そこで、情報収集を開始し、介護保険法・障害者自立支援法（当時：現・障害者の日常生活及び社会生活を総合的に支援するための法律；通称・障害者総合支援法。以下、同）・訪問看護ステーションの認可条件・会社法などを読みました。会社の形態もいくつかありましたが、自由度が高そうなのでNPO法人を選びました。

〔福祉分野も学ぶ〕

　また、社会学・統計入門・地域福祉論・障害福祉論なども学びました。福祉分野で働くためには必要な知識でした。医療職のための福祉用語辞典も興味深いものでした。訪問看護が福祉分野と連携するとき、言葉の共通理解は重要と考えます。

　地域看護・福祉行政について情報収集が進むにつれて、いろいろなことがわかりました。在宅療養・施設療養分野では、看護サービスの活用が不十分であるように見えるし、訪問看護についてもよく知られていないと思う場面も体験しました。だんだんと気持ちが重くなりました。でも、「だから前に進む価値があるのかな」と都合のよいように気持ちを切り替えるのは得意中の得意で「GO！」です。

●「理念」「目的」を明確にし、法人を設立

〔先天性・後天性障害者の療養サポート〕

　地域で生活する療養者の実態を数値で知るとともに、自分のできる看護サービスは何かと考え合わせて、「理念」「目的」*2 を掲げました。誠意や思いやりといった内容は、看護師の職業倫理の範疇とし、訪問看護ステーションとして力を入れる項目を挙げました。

　「理念」や「目的」では、先天性障害・後天性障害（疾患・外傷等による）者の療養サポートに焦点を当てました。

〔事前調査で競合の少ないサービスを選択〕

　高齢社会ということで、訪問看護・訪問介護は「先に介護保険ありき」から始まっています。事前調査では、高齢者介護家族に劣らず障害者介護家族も大変な状況にあることがわかったので、競合の少ない医療保険・障害者自立支援法対象のサービスを主とすることにしました。

〔法人名の決定／理念の明示〕

　法人名を「特定非営利活動法人 重度身体障害者と共に歩む会」とし、目的・趣旨を盛り込みました。名は体を表すで、法人名を見ただけで何をする法人かわかることを期待しました。

　定款・就業規則・サービス契約書に、理念と業務を明記しました。許認可監督庁による業務指導・監査等では、理念の明示と公開は重要項目に入っています。利用者が業者を選択するときの基準にもなるので、看護観を反映させてまとめました。

●組織づくりに力を入れる

〔発起人グループの編成〕

　一番エネルギーを要したのは、発起人グループの編成です。起業すると

*2
活動の目的は「地域社会に対して、重度身体障害者の安全と自立に関する事業を行い、福祉の増進を図り、もって社会全体の利益の増進に寄与することを目的とする」と掲げている

きに最も重要な過程であろうと感じています。情報収集・分析・企画・文書の作成は、成果を特に問わなければ1人でもできますが、この過程では、それまで培ってきた人脈や蓄えてきた知識に加えて、自らの変容能力というか、立場が変わったことを自覚し、それに沿った思考・行動力を備えなければならないようです。

発起人グループは、
①在宅看護サービスの受け手（介護グループは利用者という）
②看護を提供する側
③趣旨に賛同して無償の協力をしてくれる人
の3つのグループメンバーでつくりました。それぞれの立場から「具体的に何をしたいのか」「どんな形がよいか」「限界・規制はどう考えるか」などを話し合っていきました。

〔事業・業務管理の一元化〕

行政の担当官も話をよく聞いてくれました。限界と規制を決めるための助言もいただきました。現在の制度でカバーできないニーズに対するサービスでも、遵法範囲内の実行です。

事業認可は細分化され、リストを作成しなければ把握できないくらい項目が多いのです。看護にはまったく関係ない分野ですが、事業経営となればお金の計算もできなければなりません。

1人の在宅療養を支えるためには、多様なアセスメントが必要です。効果的・合理的に質の高いサービスを提供するためには、細分化されている業務を集合させ、管理を一元化するのがよいと考えました。検討を重ねた組織図（図1：p.067）を示します。どの分野も理事会が掌握します。

🌳 起業してから感じたこと

● 訪問看護の需要は高い

〔障害者と小児のほかはやむなくお断りを〕

これらの準備を経て、2003（平成15）年に「特定非営利活動法人 重度身体障害者と共に歩む会」（以下、当会）を発足、起業しました。

零細企業なので、契約・計画・報告・請求・人事など、全部自分でしました。コマーシャルのたぐいはほとんどしていませんが、パンフレットを最近になってつくりました。問い合わせの対応などに、パンフレットがあると便利だと気がついたのです。サービスの需要は意外に多く、ほとんどお断りするほかない状況です。理由は看護師不足と営業距離です。

医療依存度の高いケースに焦点を当てているので、必然的に24時間対

図1　特定非営利活動法人 重度身体障害者と共に歩む会　運営組織図

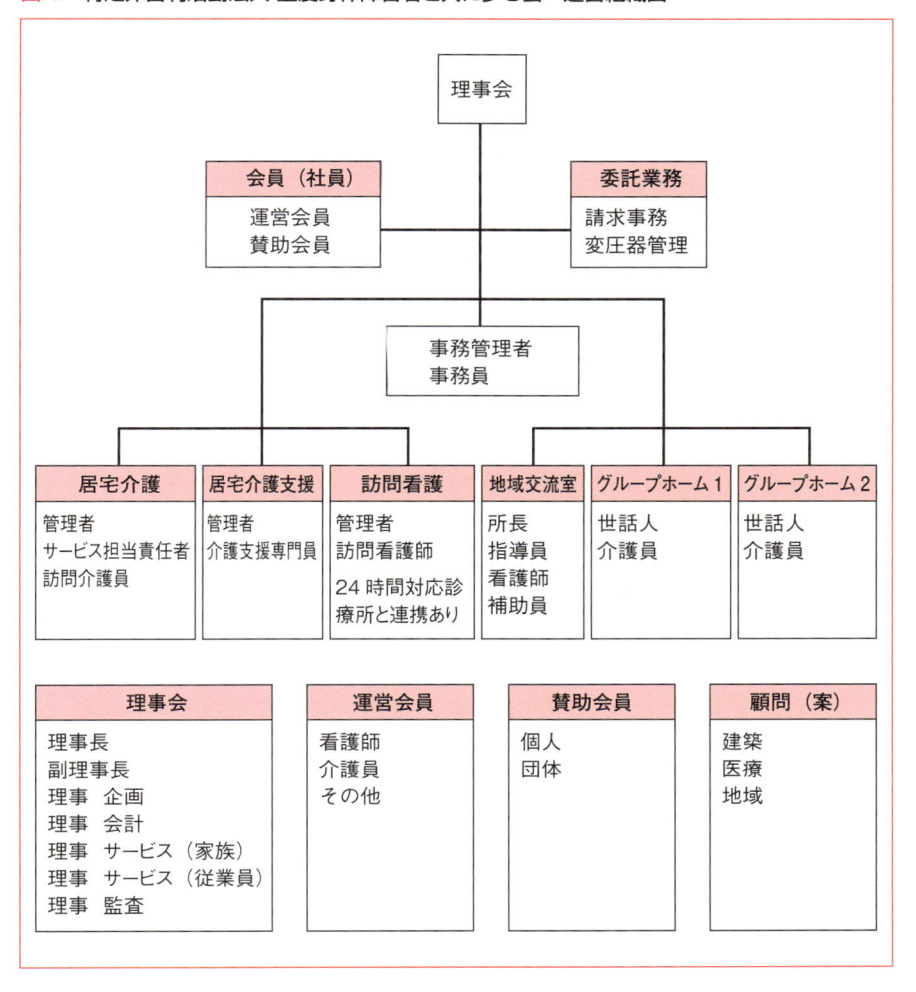

```
					理事会
		┌─────────────────┴─────────────────┐
	会員（社員）					委託業務
	運営会員					請求事務
	賛助会員					変圧器管理
		└─────────────────┬─────────────────┘
					事務管理者
					事務員
	┌──────┬──────┬──────┬──────┬──────┬──────┐
  居宅介護  居宅介護支援  訪問看護  地域交流室  グループホーム1  グループホーム2
  管理者   管理者      管理者    所長      世話人       世話人
  サービス  介護支援    訪問看護師 指導員    介護員       介護員
  担当責任者 専門員     24時間対応 看護師
  訪問介護員           診療所と   補助員
                      連携あり
```

理事会	運営会員	賛助会員	顧問（案）
理事長 副理事長 理事 企画 理事 会計 理事 サービス（家族） 理事 サービス（従業員） 理事 監査	看護師 介護員 その他	個人 団体	建築 医療 地域

応になります。呼吸器装着・各種の瘻孔・遷延性意識障害・小児などの依頼も受け、障害とケアを理由にお断りすることはありません。

〔家族看護も重要〕

　家族看護も重要なポイントです。「短期間の入院のかかわりとは違う」と認識し、所内研修のテーマに挙げています。

● 訪問介護に比べ就職希望者は少ない

　看護スタッフも当会の趣旨に賛同する人が、継続勤務をしてくれています。待遇は、社会保険完備・退職金制度導入ですが、訪問看護部門を選んでくれる看護師は少ないのが実情です。

　当会では、訪問看護事業のほかに、居宅介護支援事業、訪問介護事業、重度身体障害者のグループホーム運営、地域交流事業などを展開しています。このうち、同時開業した訪問介護事業の就職希望者は多いのですが、

全然違った分野で働いていた人の転職が多く、業務指導が大変です。在宅療養を支えるためには多くの職種の連携が必要ですが、特に介護職は密接に情報・技術の連携が重要と感じています。

在宅看護にかかわってみて、医師と介護支援専門員については簡単に論じられない"別もの"と考えるようになりました。

運営にあたり気をつけていること

遵法：認可が取り消されないために

なんでも自分でするといっても、取り扱う金額が大きくなると限界があり、ほかに迷惑が及ばないよう会計・決算は専門職に依頼しています。

規定に沿って理事会を開き、規定の議事を進めて議決し、議事録その他を所定の官庁に提出します。認可事業なので"遵法"でなければ認可が取り消されます。善意の積み重ねでも知識がないと大変になる事例をいくつか見聞しました。

快く働いてもらうためにどうするか

ポイントは「快く働いてもらうためにはどうあればよいか」に尽きると思います。快く働いていると、対象にもよい雰囲気が伝わり、よいコミュニケーションができるはずです。

待遇もよいに越したことはありませんが、こちらのほうが重いでしょう。管理者の責任といわれますが、私は苦手な部門です。

一番恩恵を受けているのは自分自身

起業してよかったと思っています。一番恩恵を受けているのは自分自身です。マズローの欲求の段階の4段階や5段階が満たされていると断言はできませんが「そのあたりで生きている」と思っています。客観的には大変と見えているようですが……。

「よかった」と言えるのは、共に歩んでくれる力強い仲間の存在があるからです。発起人グループである3つの柱の仲間なくして、この事業はありません。仲間に感謝しつつ、患者さんとご家族を教師に、これからも「看護とは何か」と考えていきたいと思います。

Column

「村松静子のひとこと」

　ベテランナースがファイナルワークとして開業。行動力もエネルギーもありますね。障害者と小児を対象に 24 時間対応の訪問看護の実践と「家族看護も重要なポイント」と考えているのはさすが。

特定非営利活動法人　重度身体障害者と共に歩む会の概要

- 開　設　2003 年 11 月
  （組織詳細は本文図 1 を参照）

〒245-0063　神奈川県横浜市戸塚区原宿 4-33-33-102
TEL 045-851-5376
（近く HP を開設予定）

事例 8　居宅介護支援・デイサービス・訪問介護・小規模多機能型居宅介護・グループホーム

認知症ケアに自負、個別ケアを理念に取り組む

― 5つの事業を運営する介護サービス事業所を開業 ―

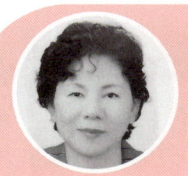

當山　房子　とうやま　ふさこ
有限会社　福祉ネットワーク・やえやま
代表・ケア統括部長
看護師／社会福祉士／介護支援専門員

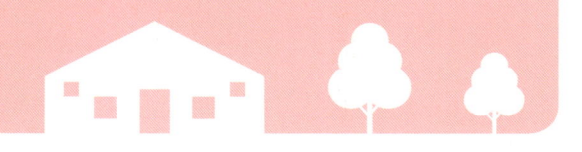

Profile

1977年神奈川県立看護専門学校卒業後、神奈川県立こども医療センター勤務。その後、沖縄県立八重山病院勤務を経て、1999年医療法人かりゆし病院看護部長。2003年に退職し、同年、有限会社福祉ネットワーク・やえやまを設立、介護保険事業を運営する。その傍らNPO法人うつぐみを設立し、理事長として地域活動に積極的にかかわっている。

　「有限会社福祉ネットワーク・やえやま」は、沖縄県石垣島にある介護サービス事業所です。「あかゆら居宅介護支援事業所」「デイサービスセンターあかゆら」「あかゆらヘルパーステーション」「あかゆら小規模多機能型居宅介護事業所」「あかゆらグループホーム」の5つの事業（以下、あかゆら）を運営しています。みんな地域とのかかわりを大切にしたケアを提供しています。
　「あかゆら」とは、真紅と純白の花を咲かせるデイゴの花の方言名です。沖縄県の県花でもあるデイゴの花に、ケアへの情熱とクリティカルシンキングのイメージを、さらに、老木になるほど盛るこの花に高齢者の人生を重ね合わせて命名しました。

看護部長の立場で兼務した退院調整をきっかけに

　2000（平成12）年、介護保険制度が始まったころ、私は老人病院の看護部長の職にありました。ベッド数110床（介護療養型90床・一般病床20床）、構内に老人保健施設60床を併設するという中規模の病院でした。
　当時、病院に医療ソーシャルワーカーは不在。看護部長として管理業務

をこなしながら、入退院の相談窓口を担う、いわゆるソーシャルワーカーを兼務する日々でした。

退院後の患者さんの療養生活とは

〔困難をきわめた退院調整〕

相談を受ける立場としてコミュニケーションをとるのは、1人ひとりの患者さんに声をかけるほんのわずかな時間ですが、それを心待ちにしている患者さんがたくさんおられることに気づき、毎日時間を惜しんで訪室しました。

あるときは直接口頭で、あるときはアイコンタクトで、患者さんはさまざまな思いをぶつけてきます。「家に帰りたい」と胸のうちを語ったかと思うと、家族の前では「病院にいるほうが幸せ」など、本心とは裏腹の言葉を口にすることもしばしばです。退院調整は困難をきわめました。

〔ふがいなさから考えた在宅〕

また、退院をめざして長期間かけてやっと外泊までこぎつけた在宅酸素療法の患者家族は、土壇場でどんでん返し。結局、退院に至ることができませんでした。ふがいない自分に落ち込み、「これまでに退院した患者さんは在宅でどんな療養生活を送っているのだろうか」と真剣に考えざるを得ませんでした。

福祉を学ぶ

大学入学と北欧留学

〔大学の通信教育課程に入学〕

そこで「福祉を基礎から学びたい」との思いを抱き、2001（平成13）年に日本福祉大学通信教育課程へ入学しました。日々の学習はオンデマンドで行います。年に1～2回参加するスクーリングでは職種や年齢の違うさまざまな人々と交流できます。生きた教材を通して学ぶ"大人の学び"は、持ち帰って職場ですぐに生かせるものばかりでした。

看護学生時代に学んだ解剖生理学や、医学概論・社会学・心理学などなど、免除課目のものもすべて学び直しました。必要に迫られて学んでいる自分自身は、どの課目も新鮮な思いで取り組むことができました。

〔県主催の研修に応募、北欧に留学〕

2002（平成14）年、地元の石垣市から推薦を受け、沖縄県が主催する海外研修「女性の翼」へ応募し、論文審査・口答試験を経て10人のメンバーに選ばれ、福祉先進国の北欧・ノルウェーとスウェーデンを視察する機会

に恵まれました。「女性の翼」は、県内での国際交流の推進や女性の地位向上、社会参加促進のリーダーになる女性への支援事業です。事前研修を重ね、研修先に質問状を送付した後、現地で研修するというプログラムでした。

〔自分の意思で老後を選択、悠々と生きる人々〕

ノルウェーとスウェーデンの高齢者福祉施設やケアの実践現場で目の当たりにしたのは、「自分自身の人生を他人の意思に委ねず、自らの選択で悠々と生きている人たち」でした。そして、頭をよぎったものは、「介護保険制度を使ってもなお、高齢者が自宅で暮らせない日本の現状」でした。

自分の意思で自分の老後を選択できる北欧の施策——正直、うらやましいと思いました。「もっと早くこのような機会を得られていれば、私自身の人生設計も変わっていたかもしれないな……」と、思ったものでした。

ネットワークができあがり開業！

日本福祉大学には当時、スウェーデン（漢字表記：瑞典）の大学で教鞭を執る訓覇法子教授が特任教授としてスクーリングで講義を持っており、私は入学したときから訓覇教授の福祉施策の日瑞比較を学んでいました。

高齢化が進展していく日本の社会においては、病院での急性期ケアの期間はだんだん短縮されてきています。病状が安定して慢性期に入ったら在宅復帰となり、その後、長期間にわたって在宅療養を余儀なくされるのです。「長期に及ぶ生活の場でも患者さんを継続して支えたい」「自らの地に北欧型のサービスに近づける基盤整備ができないものか」と模索しているところに、さまざまな人々とネットワークができあがり、2003（平成15）年5月に「有限会社福祉ネットワーク・やえやま」を立ち上げました。

後ろから肩をポンと押されたというのが実感で、すべてトントン拍子で新規事業の設立がかなったのです。「物事を成すに時期あり」を肌で実感したものです。

3事業からのスタート

さて、有限会社を立ち上げ、「あかゆら」の事業所運営を始めるにあたっては「"看護師が開業する事業所"のメリットを最大限に生かし、ケアの質を担保できる、付加価値のある事業所にする」という強い決意で臨みました。「あかゆら」は当初、「居宅介護支援」「デイサービス」「訪問介護」の3事業からスタートしました。

● 利用者自身の"自己決定"を支えて

〔自分の意思でサービスを選んでいいことから説明〕

　新規に利用申し込みをされる方には、日本の介護保険制度の最大の特徴"自己決定"という、高齢者やその家族にとっては慣れない作業を説明するところから始めなければなりません。介護サービスが「措置」から「契約」に変わり、利用者自らが"自分の意思で"サービスを選択していいこと、また、それは家族の意向でもなく、施設の言いなりになるのでもなく、自分で決定していいことを、1人ひとりの利用者や家族に丁寧に説明するところからスタートしました。

〔事業所選びも人任せ・行政任せになりがちに〕

　従来の福祉サービスは「お上が決めること」で、これに慣れてきた日本社会にとって介護保険は画期的なことでした。しかし、高齢者にとっては、これまで培ってきた慣習や物の考え方を変え、自分で選択することは容易ではありませんでした。

　制度スタート時は、サービス事業所を選択するにも基準がない、情報がないなど、事業所選びはもっぱら人伝え、縁故関係あるいは行政から紹介されるままに決めることがみられました。また、いったん契約した事業所での自身の生活内容については"お任せプラン"と揶揄される"人ごとプラン"がはやってしまうなど、介護保険制度が目論んだ理想の型とは程遠い現実が立ちはだかっていました。

〔医療・生活ニーズの両面から個別・丁寧に支援〕

　小規模事業所のメリットに注目するよりも、長いものに巻かれて安心する地域全体の雰囲気があるなか、当事業所では、利用者のニーズをしっかりアセスメントし、特に「医療ニーズ」は見落とすことのないように、家族や他職種との連携をとりながら、「生活ニーズ」との両面からの支援を1つひとつのケースに丁寧に行い、継続してきました。

🌳 個別ケアが地域で認められ利用者が増加

● 認知症の本人の思いを大切に

〔手に負えないとされたAさん〕

　開業より5カ月が過ぎた2003（平成15）年10月、他事業所でサービスを受けていた90代の男性Aさんが「BPSD（認知症の心理・行動症状）がひどく、利用者間でのトラブル、職員への介護抵抗などで手に負えない」と、当事業所に紹介されました。

Aさんは、胃がんにて胃を全摘した後、1回の食事摂取量が少なくなり、食べ物の好き嫌いも激しく、脱水や感染症で1カ月に1回の入院を繰り返している利用者でした。理解力や判断力が低下している方でしたが、家族との話し合いのなかで日ごろからどんなことを考えている方だったか、本人の価値観や生活形態を知り、「こういう生活をしたかったのではないか」と、想像力を働かせてケアプランを立案しました。

〔自宅での落ち着いた暮らしを目標に〕

　ケアプランの目標は「食べられるときに好きな物を食べ、入院することなく、自宅で落ち着いた暮らしをする」というものでした。当事業所で居宅のケアプラン作成を担当するケアマネジャーと、デイサービスを提供するスタッフとの協力のもと、食事は分割摂取、Aさんの好物を入れて形状を考慮し、1日の水分摂取量の目安を決めて、みんなで食事介助に取り組みました。

　また、介護抵抗に関しては、1つひとつの行為について本人に説明して納得した時点で介護を行うという、ごく当たり前のことを毎日毎日繰り返し行いました。

〔継続できた穏やかな在宅生活〕

　食事を分割したことで、Aさんは経口摂取量が増え、体重が毎月微増傾向になっていきました。日ごろの健康管理・手洗い・うがいの徹底で、インフルエンザの流行時もくぐり抜け、ついに1年半の間に1度も入院することなく在宅生活が穏やかに継続できました。

　Aさんを受け入れたころから、地域では私たちの取り組んでいる1人ひとりの"個別ケア"の内容が伝わり、少しずつ利用者が増えてきました。

🌳 小規模多機能型居宅介護・グループホームの開設

● 小規模多機能型居宅介護

　1年、2年と着実に成果を上げ、3年目は介護保険法施行後の第2回法改正にあたり、介護保険に新たなサービス「地域密着型サービス」が組み込まれました。2007（平成19）年1月に、この地域密着型サービスの1つ「小規模多機能型居宅介護事業所」（以下：小規模多機能）の第1号として「あかゆら小規模多機能型居宅介護事業所」が石垣市に指定を受けました。

　もともと当事業所では、利用者のニーズや家族の要望に応えて、デイサービスで介護保険外のお泊まりや、ホームヘルプサービスを提供してきました。小規模多機能は、規模もケアの内容も私たちが提供してきたサービス

そのものだったので、デイサービスの利用者が全員小規模多機能に移行したのです。制度として位置づけられたことは"我が意を得たり"でした。その後も、利用者や家族へのフレキシブルな対応を続けています（デイサービスは一時休止しましたが、3年後に再開）。

小規模多機能は全国でまだ平均登録者が定員の半分にも満たない現状ですが、当事業所は開設当時よりほぼ定員（25人）を満たして順調に運営しており、マスコミにも取り上げられました。

グループホーム：認知症ケアのプロをめざして

小規模多機能を開設した年の12月、同時に認知症対応型共同生活介護事業所の指定を受けたグループホームが新築開設し、"認知症ケアのプロ"をめざして事業所の付加価値をつけていくことになります。

〔BPSDの要因を探り、ケアを行う〕

グループホームの入居者は、入居時の平均要介護度3.3、徘徊・放尿・暴言・暴力・物盗られ妄想など、BPSDが顕著な方々でした。認知症の人のためのケアマネジメント センター方式（以下：センター方式）を活用してBPSDの要因を探り、ケアの方針を立てていきました。

利用者は早い方で1カ月〜2カ月、時間がかかった方では約半年ほどでBPSDは全員完全に消失しました。その後、今日に至るまで穏やかな日常生活が継続できており、見学に来所される方々に「この利用者さんたちは、本当に認知症があるの？」と疑われることもしばしばです。

開設後4年間の間に、入居者は4人入れ替わりました。その方々も、入所時は同じくBPSDを抱え、家族が疲弊した状態で入居していますが、1カ月のうちにその症状は消失、もしくは減退しています。

〔入居者の"仕事"を見守る〕

朝のベッドメイクや居室の掃除、洗濯物干し・取り込み、食事の買い出し・下ごしらえ・配膳・下膳・お茶碗洗いなど、入居者それぞれが自分のことを自分の仕事としてやっています（写真1）。職員は傍らでそれを見守ります。

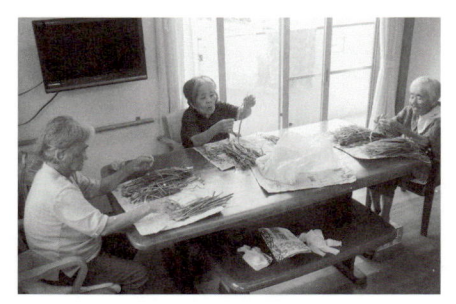

↑**写真1** 入居者みんなで料理の下ごしらえ

要介護度の維持・改善に取り組む

介護事業所でサービスを受けるのは、"自らの選択"です。一方、わが国の介護保険制度は1割の自己負担、9割の公的資金で運営しています。公的資金を有効に使っているかどうかは、事業所にかかってきます。

〔医療費・介護費用を無駄遣いしない〕

　私たちは「税金の無駄遣いをしてはならない」という側面にも、きちんと向き合います。それは「利用者の今持っている機能をできるだけ維持・向上させる」ことです。要介護度を上げない、医療費や介護費用の無駄遣いをしないために早期からの取り組みを大切にしています。現に3人の利用者の要介護度を1年未満で下げた実績があります。大腿骨骨折手術後に「車椅子乗車がゴール」と診断された利用者に生活リハビリを行うことによって、杖歩行まで回復した方もいます。

● 看護職が担う役割

〔日々の健康管理〕

　また、日々の利用者の健康管理を看護職がしっかり担っており、利用者が併発疾患で入院することもなく、生活が維持できています。

　在宅では糖尿病の管理が不十分で、入退院を繰り返していた利用者がグループホームで生活することになり、血糖値の管理ができてHbA1cも安定し、落ち着いた生活をしています。

〔医療ニーズの高い利用者への対応〕

　一方、小規模多機能には中・重度の利用者が年々増えてきています。在院日数の短縮により、急性期病院の入院日数が短くなり、在宅での生活が十分に保障されないまま退院となるケースが増えているからです。さらに、ほかの介護施設が満床で使えないなどの場合に、1日でも泊まりサービスを利用できる事業所として、家族が駆け込んでくるようになりました。いわゆる「医療ニーズ」と呼ばれている胃ろうや鼻腔栄養、在宅酸素療法等の利用者は行き場がなく、当事業所へシフトしてくるケースもあります。

　看護職はこのようなケースを担うことができるので、幸いお断りすることなくサービスにつなぐことができています。

🌳 ミスマッチ解消に向けての看護職への期待

　高齢社会の進展はさまざまな影響を社会に訴えています。長期療養の形態も変わっており、時代のニーズに合ったサービス提供をしていかなければなりません。

　疾病や障害を抱えながらも、在宅で自分らしい生活の維持ができ、また、「畳の上で最期を迎えたい」と願う人が多いのに、病院での死亡が8割というミスマッチな現状を克服するために、厚生労働省は現在10%強の在宅死を、今後は40%まで引き上げる方針を打ち出しています。

　これから、医療ニーズを抱えた患者が退院して、在宅での長期療養へと

向かい、その数がますます増えていくことは容易に想像がつきます。利用者が住み慣れた地域や自宅で療養することを可能にする支援が望まれるなか、看護職が在宅サービスの場で担う役割は大きく、期待されていることも事実です。

地域で暮らしていると実感できる機会を設ける

● 石垣島の祭りをみんなで楽しむ

利用者の方々には地域で暮らしていることを肌で実感できるようなケアの提供を心がけています。できるだけ社会参加の機会を持つのもその1つです。祭りの多いこの島ならではの体験を、スタッフ共々楽しんで参加しています。

祭りは、「石垣島まつり」「八重山の産業まつり」「豊年祭」「JAまつり」「お魚まつり」「オリオンビアフェスト」「南の島の星まつり」「八重山農林高等学校　花と緑のまつり」などなど、たくさんあります。市民会館の隣に位置する事業所の地の利が生かされます。

● 高齢者の抱く"海"への思いをかなえる

〔沖縄の伝統行事「浜下り」〕

「浜下り」は沖縄の伝統行事の1つで旧暦3月3日、家族で海に出かけます。女の子は不浄な身を海水で清めるといういわれから来ているものです。八重山地方では学校も短縮授業となり、お昼の干潮時間に合わせて家族で出かけます。

食料のない時代には海からの恵みに生活が支えられていたこともあり、高齢者はその恩恵にあずかった方たちですので、"海"には特別な思いがあるのです。

〔かがめないから行けない、言えない〕

しかしながら、足腰が弱くなり、かがむことができなくなるにつれ、家族に誘われても「行きたくない」と言い、まわりに気を遣うのです。海には行きたいけれど、行けない……。トイレに行きたくても大自然の中でかがむことができないことが最たる理由です。もう何十年も海に行ったことがないという方々のために「その思いをなんとかかなえてあげたい」と思いました。

スタッフとの打ち合わせ、海岸の下見に何度も足を運び、浜から海水が打ち寄せるところまでの距離が短く、かつ浜の傾斜が少ない場所、トイレの設置がスムーズにでき、潮干狩りも可能な浜下りが楽しめる場所などの

条件をクリアする場所探しから始め、事業所からそう遠くない30分圏内で行ける浜辺を慎重に決めました。

〔100人の大部隊でお出かけ！〕

参加者総勢100人に及ぶ大部隊のお出かけです。前日からテント張りを行わないと間に合いません。当日は朝からおにぎりづくり、厨房から鍋持参で前日から煮込んだ沖縄の伝統料理・ンブサー（三枚肉と野菜、昆布などの煮物）、アーサ（ひとえ草）の吸い物など食事もすべて手づくりのものを提供します。

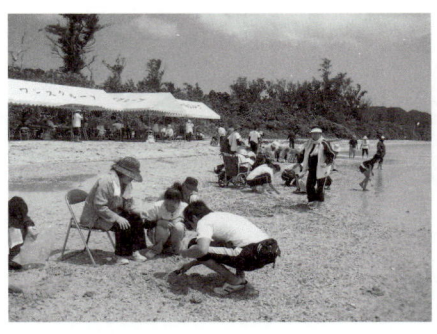

↑写真2　海辺で「浜下り」を楽しむ

この企画は利用者の方々から大変喜ばれ、「"あかゆらの浜下り"には何があっても参加する」と、前日まで体調不良で休んでいた方もその日は張り切って参加するというほどの盛況です（写真2）。

〔回想療法にもつながる追体験〕

かつての生活の追体験は"回想療法"にもつながります。日ごろ会話の少ない家族間でも話題が尽きず、とてもいいコミュニケーションの場にもなります。なによりも"高齢者が生き生きと輝く瞬間"です。時間の流れは早く、帰る時間になると「帰りたくない！　もっと遊ばせて！」と子どものようにせがんでくるのも、この楽しい時間にもっと浸っていたいからだと察することができます。

● 70年ぶりの島への里帰り旅行が実現

〔Bさんの故郷「竹富島」〕

石垣島の目の前にぽっかり浮かぶ島"竹富"。

当時94歳の利用者Bさんは生まれ島の竹富を20代で離れ、その時点まで故郷に戻ることなく石垣島や沖縄本島で生活をし、近年、1人娘に呼び寄せられて石垣島まで戻ってきました。ドライブや散歩のたびに目の前に見える竹富島。当然のことのように「生まれ島に行ってみたい」との思いがわき上がります。そして、日ごとにその思いは募る一方でした。

〔スタッフが気づいた望郷の思い〕

日ごろの会話のなかで、スタッフがいち早くそのことに気づきました。早速スタッフミーティングをもち、その利用者の"里帰り"を実現しようと小旅行を計画しました。ほかの利用者にも希望を募ったところ、なんと意外にも「一度も行ったことがない」と言う方々が多いことにはびっくり。しかし、後でゆっくり考えると、その時代背景に納得しました。

〔バリアフリーのバスでご招待旅行〕

　みんなでワイワイがやがやと計画を立てているところに、降ってわいたようによいニュースが飛び込んできました。竹富島にバリアフリーのバスを導入した観光業者が、バスの乗り始めに「あかゆら」の利用者をご招待したい旨の申し出です。「ワーイ！　これで車椅子の方も行けるー！」と大喜び。希望者がみんな、共に参加できた小旅行でした。

"地域と共に"を推進する事業所として

協力を求め、みんなで認知症高齢者を支える

　私たちは、地域の方々に協力を求めながら認知症高齢者を支えています。

〔BPSDが激しかったCさん〕

　利用者Cさんは、認知症のBPSDが激しく、他施設でサービスが継続できず、紹介されて「あかゆら」に入ってこられた方でした。昼夜を問わず徘徊し、家に戻ることができず、近所の方々や警察にお世話になっていました。小規模多機能の利用当初は夫に3日間ほど付き添ってもらい、その後はスタッフが対応。「センター方式」のD4シートを活用し、本人のBPSDの要因になっているものは何かを突き止めることから始めました。

〔安心して協力してもらえるための会議を開催〕

　Cさんの家族は皆、疲弊し切っていました。行き場がなく、家族間のケアはマイナスのスパイラルに陥っており、そこに"虐待"が生じていました。地域包括支援センターと連携し、交番、地域の方々への協力を求める会議を開きました。地域の人々の認知症に対する認識は浅く、会議で見守りやどこまでの手助けができるのかなど、具体的な話が進められました。そのため、近隣地域の方々にも安心して協力体制を整えてもらうことができました。

　また、認知症に関するチラシを作成し、商店・郵便局の目につくところに貼らせてもらうよう、お願いに行きました。すると「自分たちもどうしていいかわからず困っていたので、連絡する場所がわかってよかった」と逆に感謝され、地域への協力依頼はよい結果を得ることができました。

〔家族も地域に居場所を回復〕

　その後、家族は地域からつまはじきだった状況や冷ややかな視線から解放され、「心が和らいでいる」と安堵の表情がみられました。

　Cさんが受診している病院へ情報提供することで、連携もスムーズにいき、徘徊などのBPSDは徐々に減っていきました。なにより、サービスの利用が継続しています。

●「個別ケア」の理念を掲げて

　地域の方々へ協力を依頼すると同時に、私たちは地域の方々への感謝も忘れません。事業所が地域での役割を果たすべく、地域住民への医療福祉講演会・相談会・認知症サポーター養成講座なども定期的に行っています。

　認知症ケア重視を自負する当事業所は、根底に「個別ケア」の理念を掲げています。認知症があってもなくても、1人の人間として尊厳を保ちつつ、かつ人生の大先輩として尊敬や敬愛の念をもって対峙する姿勢を基本に、1人ひとりの高齢者と真剣に向き合っています。

選択される事業所になるために

●業務の傍ら、千葉大学大学院で学ぶ

　病院就業中の私の人生設計は、55歳で退職し、その後は趣味の旅行や山歩きで人生を謳歌しようと夢みていました。しかし、福祉先進国の視察をきっかけに、53歳で新規事業を立ち上げることになりました。

　1人立ちしたときの責任の重さは、一看護部長の比ではありません。利用者のケアのこと、家族支援のこと、職員とその家族の生活を担っていること、すべてに1人で責任を背負うことになります。

　そのような状況に、新たな学習意欲が芽生えます。看護管理者を現役のままで受け入れる学校を探しました。身の程知らずを承知のうえ、駄目もとで大学院を受験しました。そして、在京の娘に結果を見てもらうことに。五分五分の気持ちで望んだ結果は"合格"の2文字でした。

　毎週末、石垣島から千葉大学大学院へ通い続けて3年。地域を巻き込んで取り組んだ修士論文は審査をパスし、無事修了することができました。現在は、大学院で学んだ看護管理のさまざまなことを現場に生かし、ケアの質向上と健全な運営をめざし邁進する日々です。

●"自分らしい"生活を送れるよう支援したい

　介護保険の「自らの意思で選択するサービスを」は、利用者から自然発生的に選択されるサービス事業所に置き換えられます。スタッフ1人ひとりが「自分だったら、こんなサービスを受けたい」「もしも自分の身内だったら、ここのサービスを受けさせたい」と思える事業所になるようにと、共通の思いで当事業所の理念である「個別ケア」に取り組んでいます。

　長期療養の場を担う高齢者ケア施設の看護管理者として、利用者の生活リズムの調整、薬に頼らない日常生活、持てる力を発揮できる環境整備を

行い、利用者が住み慣れた自宅で"自分らしい"生活をenjoyできるよう、スタッフ一同、心を1つにして関係機関との連携をとりつつ、これからもさらに利用者への支援を続けていきたいと思います。

> **Column**
>
> **「村松静子のひとこと」**
>
> 石垣島にある介護サービス事業所。お祭りの多い地域の文化を取り入れて、高齢者が生き生きと輝く瞬間をつくり出しています。海外研修や大学の通信課程で学ぶなど積極的。これからの活躍と展開が楽しみです！

有限会社 福祉ネットワーク・やえやまの概要

- 開　設　2003年5月
- スタッフ　40人
  （詳しくは本文を参照）

〒907-0013 沖縄県石垣市浜崎町2-2-8
TEL 0980-88-6075

事例 9　訪問介護・居宅介護支援・訪問看護・高齢者マンション・家政婦紹介・ヘルパー養成・研修

地域で困っている人々に必要なケアを届けたい

― 介護が必要な高齢者・障害者のサポート事業を運営 ―

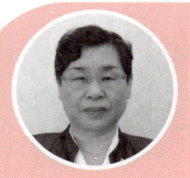

横手　喜美恵　よこて きみえ
株式会社　マザーハウス　代表取締役
看護師／介護支援専門員

Profile

大阪府医師会看護専門学校卒業後、財団法人住友病院に勤務。大阪府医師会看護専門学校の教員として勤務した後、臨床に復帰し、友愛会病院訪問看護ステーション管理者、大阪府看護協会訪問看護ステーション統括所長を務める。2002年に有限会社マザーハウスを開業（2007年に株式会社に変更）し、現在に至る。

看護学校の教員から訪問看護の現場へ

● 老年看護を自分でやってみたい

　看護学校を卒業して4年間は病院に勤務しましたが、結婚・出産を経て看護専門学校の教員となりました。仕事と子育てを両立させると同時に、「人に教えることで自分の勉強にもつなげよう」と考えたからです。

　しかし、40歳を前にしたころ、人生の折り返し地点に立っていると感じ、「自分が学生に教えられるナースなのか」とふと考えました。ちょうどそのころ、老年看護学がカリキュラムに加わり、自分が学習したり実践したりしたことのない内容を学生たちに教えなければなりませんでした。教科書を読んで勉強したことを教えるというよりも、まずは「自分でやってみたい」と思い、担任しているクラスが卒業するのと同時に、私も教員から"卒業"して現場に戻りました。

● 現場に戻り、訪問看護を実践

大阪市内で訪問看護の実践を始めたのは1992（平成4）年。介護保険前の時代で、研修を受ける機会もなかなかありません。本を読んだり、ほかの訪問看護ステーション（以下、ステーション）に実習に行かせていただいたりしながら、自分のなかで「訪問看護」をつくっていきました。

〔家庭での生活の大切さに気づく〕

実践するなかで「家庭での生活の大切さ」に気がつきました。病院で治療をしても、家庭での服薬や療養がきちんとできていなければ、利用者の状態はよくなりません。また、老老介護などの実態を目の当たりにして、介護者も含めてケアをしなければならないとも考えるようになりました。

介護保険前で、地域にあるサービスは限られていましたが、だからこそ、訪問看護はとても楽しかったです。看護師の工夫次第で、利用者の生活や状態を変えていくことができました。

〔工夫と助け合いで問題を解決していく〕

たとえば、皮膚疾患や感染のリスクが高く、清潔を保つことが必要な利用者がいるのに、訪問入浴は10日に1回。「どうやって、この利用者さんの清潔を保とうか？」とステーションの看護師みんなで考え、ビニールシートを探してきてベッドにかけてお湯をはり、入浴していただいたこともあります。

それから、利用者のご家族が大工さんをされていたとうかがうと、「こういう用具をつくってくださいませんか？」と相談に行きました。車椅子用のスロープをはじめ、福祉用具がほとんどなかった時代ですから、全部手づくりです。こういった助け合いによって、介護の輪を広め、問題を解決していきました。

🌳 地域のニーズに応えるため開業を決意

● 必要な看護をタイムリーに展開したい

訪問看護をしていると、地域のニーズもみえるようになってきます。タイムリーに応えたいと思っても、一組織の人間としては難しいこともありました。そこで、自分が地域や利用者のために必要だと思った看護を展開するため、また、看護師・ケアマネジャーとしての知識やこれまでの経験を生かして、地域でどうしてよいかわからず困っている人々の支援がしたいと考え、開業を決意しました。

● 開業の準備

〔ボランティアで地域ニーズを把握〕

　開業する場所は自分の住んでいる地域を設定しました。住まいがあるといっても、今までの勤務先は他区であったため、普段は家に帰って寝るだけでした。そこで、まずは地域のニーズを把握するために、週１回、大阪市が行っている「街角サロン」で、ボランティアとして介護保険に関する相談に乗ったり、健康についてのアドバイスを行ったりしました。１年間のボランティア活動の結果、地域の婦人会の役員、民生委員、ネットワーク推進員など、地域の方々と顔見知りとなり、ネットワークを広げることもできました。

〔設立手続きと反省点〕

　会社設立の手続きは、専門家にお願いしましたが、反省点は労働法規・経理・保険・税金などについて最低限のことは知ってから準備をすればよかったことです。これらについての知識がなく、準備不十分だったために、後々、会社の運営で大変困りました。職員とのトラブルを避けて、気持ちよく仕事をしていただくためにも、労働基準法などは熟知しておく必要があります。

〔開設場所・社名の決定〕

　開設場所を決める際には、メインストリートからは少し離れているけれど、道幅は広く、人通りも多い南向きのマンションの１階のテナントを選びました（**写真１**）。商店街に買い物に行く人、通勤の人、通院の人など、たくさん人通りがあり、場所の選択はよかったと思っています。

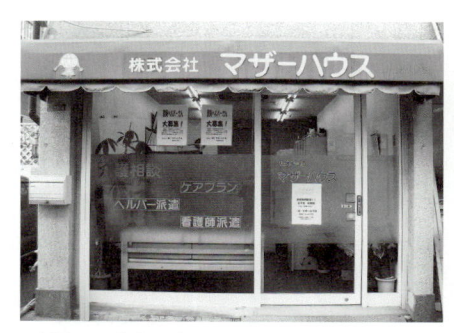

↑**写真１**　往来の多い通りに面して開設された事務局

　社名の「マザーハウス」には、「困ったときに助けられる、みんなのお母さんになれれば」という思いを込めました。

🌳 介護が必要な方のサポート事業を開業

● 有限会社を設立、３事業でスタート

　2002（平成14）年に「有限会社マザーハウス」を設立し、同年７月にヘルパーステーション、ケアプランセンターを開設。さらに、その１カ月

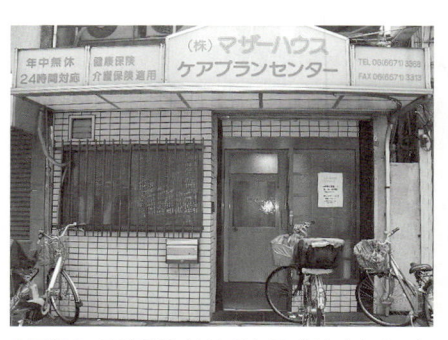

↑写真2　事務局近くにあるケアプランセンターと訪問看護ステーション

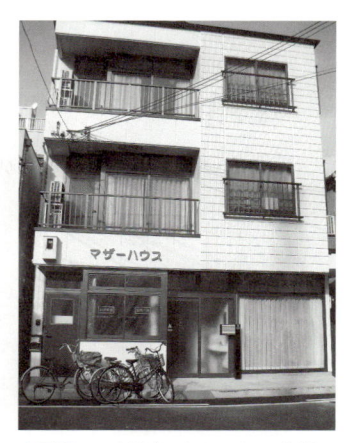

↑写真3　高齢者マンションの外観

後には訪問看護ステーションをスタートさせました（**写真2**）。そして、2007（平成19）年に有限会社を株式会社に変更、翌2008（平成20）年には高齢者マンション（12室）を開設（**写真3**）、2010（平成22）年からは家政婦紹介事業も始めました。

　地域に根差し、地域の住民が安心して生活できるように支援させていただくことをめざし、講演の依頼（テーマは、認知症の正しい知識と対応方法、介護保険についてなど）に対応したり、町内の催しには、毎年、救護班として参加したりしています。さらに、地域の人の集える場所として、住居用マンションの1室を無料提供して、サークル活動などに使用していただいています。

必然的に増えていった事業

〔介護が必要な方の問題を解決する〕

　開業して10年余りになりますが、たくさんの人にご利用いただき、地域に根付いていることを実感しています。最初、数人で始めた事業が、10余年を経て何倍にも大きくなりました。地域のみなさまのお役に立つことができていれば、大変うれしく思います。

　会社設立当初は、事業を展開・拡大していこうという考えはまったくありませんでしたし、今も、その考えはありません。私の場合、中心はいつも高齢者・障害者などの「介護が必要な方」です。その方たちに問題が生じたとき「どのように解決すればよいのか」と考えた結果、必然的に事業が増えていったというのが実情です。

〔高齢者マンション事業〕

　高齢者マンションの運営を始めたのには、仕事をしていくなかで、特別養護老人ホーム・老人保健施設・グループホームなどの施設のあり方に疑

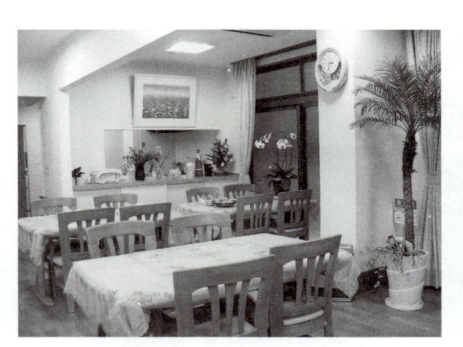

↑写真4　高齢者マンションの応接室とキッチン　　↑写真5　天神の森研修センター。マザーハウスの3つの拠点の1つでもある

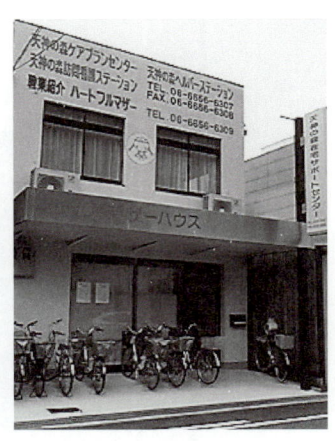

問を持つようになった経緯があります。「自由で安心して住める住居ができないものか」と考えた結果、応接室やキッチンを備えた高齢者マンションを建設することになりました（**写真4**）。ご希望の方はターミナルまでお世話させていただいています。

〔**家政婦紹介事業**〕

　家政婦紹介所を開設したきっかけは、ケアマネジャーとして担当させていただいた利用者が家政婦を利用していて、トラブルが頻発していたことです。「何が問題なのか？　なぜ問題が起きるのか？　家政婦紹介のシステムを知りたい！」と思って勉強に行き、開設することになりました。

〔**研修事業：第三号研修**〕

　医療的ニーズの高い利用者に対応するためには、とても看護部のみでは対処できません。訪問看護を始めた当初から、ヘルパーに正しい知識と技術を習得してもらい、私たちのパートナーとして働いてほしいという希望がありましたので、制度[*1]が始まるにあたり「天神の森サポートセンター」を「天神の森研修センター」に変更して、2012（平成24）年4月から第三号研修をスタートしています（**写真5**）。また、教室は職員の研修にも大いに役立っています。

〔**趣味の場の提供**〕

　知人が空いているマンションを無料で貸与してくれましたので、当社は水道光熱費を負担し、大型テレビやお茶などを用意して、地域の人に自由に使っていただけるよう提供しています。折り紙や墨絵などのクラブ活動に利用されています。

[*1] 介護職員等による喀痰吸引等の実施のための制度

開業してよかったこと・これからのこと

自分の信念に沿って進めていける

「自分の信念に沿って推進していけること」が開業してよかったと思える点です。誰にも制限されることがなく、仕事をセーブされることもありません。「理想を実現したい」といった気持ちそのものが、私のわがままなのかもしれません。

ヘルパー養成講座の開設に向けて

介護保険がスタートして13年が経ち、社会情勢も働く人の状況も大きく変化しています。訪問看護師・ヘルパーの人員不足は、今後、高齢者人口が増加して地域でも医療的ニーズの高い人が増えることが予測されるなか、憂慮される大きな問題です。

〔在宅生活を支える大切なパートナー〕

こういった現状で、2012（平成24）年4月からヘルパーによる医療的処置（たん吸引と胃ろうへの栄養注入）が認められました。医療的な対応ができるヘルパーは、私たちにとっても、在宅生活を支えていくためには大切なパートナーです。そこで「正しい知識と確実な技術を持ったヘルパーを養成したい」と考えて、現在「ヘルパーの養成講座」を開設して、毎月開講しています。

〔仕事離れへの対策も必要〕

しかし、その一方で、ヘルパーの資格を持っていても働かない人が増えている現状もあります。ヘルパーの仕事離れは何が原因なのでしょうか？ 大変な仕事、しんどい仕事、給料が安い仕事など、マイナスイメージが浸透してしまったのでしょうか？ このような現状では、ヘルパーとして働く人は少なくなる可能性があります。

なんとか解決する方法はないものでしょうか。その対策については、今後しっかりと検討が必要だと考えています。

〔地域の人たちと一緒に考え、取り組む〕

私は今後、高齢者を支えることができるのは地域の住民同士であり、地域の支え合いが必要不可欠になってくると思っています。住民の方たちの介護力、地域の福祉力など"地域の力"を高めていく必要性があるのではないでしょうか。地域の人たちと一緒に考え、取り組んでいくことが、今後の私自身の課題であると考えています。

Column

「村松静子のひとこと」

　訪問看護を行うなかで、組織の一員ではむずかしいニーズに気づいて起業を決意。「"理想を実現したい"といった気持ちそのものが、私のわがままなのかも」とありますが、その"わがまま（こだわり）"こそ、大事なんですよ。

株式会社 マザーハウスの概要

- 開　　設　2002年5月
- スタッフ　123人（看護職14人、PT 4人、OT 3人、ST 1人、ヘルパー58人、ケアマネジャー7人、事務6人、家政婦30人）
- 事業内容　訪問看護、訪問介護、居宅介護支援、家政婦紹介、高齢者マンションの運営、研修

〒559-0001 大阪府大阪市住之江区粉浜2-13-17
TEL 06-6671-3751
http://www.mhes.jp/

事例 10 住宅型有料老人ホーム・介護付有料老人ホーム・訪問看護・訪問介護・居宅介護支援・デイサービス

"終の場所"で穏やかな看取りを実現させたい
― 外部サービス導入型有料老人ホームを設立 ―

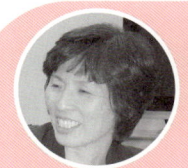

吉松　泰子 ● よしまつ やすこ
株式会社 誠心　代表取締役
住宅型有料老人ホーム プランダムール　施設長
看護師／介護支援専門員

Profile

福岡大学での事務職員を経て、福岡リハビリテーション病院に勤務しながら准看護師免許を取得。その後、看護師・介護支援専門員を取得し、訪問看護・介護相談・デイケア管理などの業務に携わるとともに、看護学校などで講師を務める。2005年に株式会社 誠心を設立し、介護付き有料老人ホーム アクラス五条を開設。2006年にアクラス訪問看護ステーションを、2007年には住宅型有料老人ホーム プランダムールを立ち上げる。地域に開放された新しい形の住宅型老人ホームとして2011年にアクラスタウンを開設。

"わがままに"暮らしていただける在宅ホスピスを

同一法人の看護・介護スタッフが補助

「住宅型有料老人ホーム プランダムール」（以下、プランダムール）の事業形態は、一言でいうと「外部サービス導入型有料老人ホーム」です。

"プランダムール"とはフランス語で「愛がいっぱい」という意味。コンセプトは、「人の笑い声や話し声、時には怒った声、泣き声もそのすべてが生活の音として、横たわっている人の耳にも聞こえてくる。そんな穏やかで明るい空間のなかで、その人らしく"わがままに"暮らしていただく。そのために、スタッフが愛情を込めて全力でお世話をする」です。

終末期の方の"終の場所"である「在宅ホスピス」で人生を全うしていただくために、外部サービスとして医師の往診や、同一法人の訪問看護・訪問介護を利用し、昼間の看護・介護の足りない部分や夜間帯のケアを別

契約で補い、看護師が24時間常駐する形をとっています。

🌳 "人が主役"となる看護をめざして

病院勤務で抱いた疑問

　私は、病院に所属していた当時、"病院の看護"と"在宅の看護"を区別しないといけないことに疑問を持ちながら看護を続けていました。"病院の看護"は、死の瞬間が訪れるまで病気の治療が目的であり、病人への配慮は後回しです。つまり「病気が主役」。それに対して、"在宅の看護"は、病人が生きるために病気とかかわり、そこに医療と看護が入るという考えの下に病人の生活が最優先されます。つまり「人が主役」。したがって、「病院と在宅療養では、患者を見る視点が真逆ということになるのではないか？」と考えてきました。

在宅療養における看護師の役割とは

　訪問看護師として10年ほど在宅療養に携わった私は、「看護は"人が主役"でなければならない」と考えます。在宅療養とは、病気を抱えながら生活する（人生を生きる）場での療養です。そこにおける看護師の役割は、患者が病気を抱えながら暮らしを営み、人生

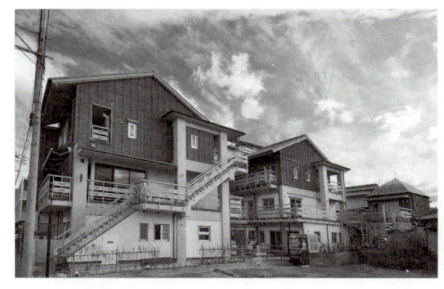

↑写真1　プランダムール外観

を全うできるように療養環境を整えることにあると思います。
　医療ニーズ（呼吸器管理・経管栄養・胃ろうなど）の高い方々でも、最期まで尊厳を保って自分らしく生きていけるために「プランダムール」を設立しました（**写真1**）。「"終の場所"で穏やかな看取りを実現させたい」という思いだけで。

🌳 人生の物語を完成させるために

　入居者の「人生の物語を完成させる」ための私たちの取り組みを、2つの事例とともに紹介したいと思います。

> **事例①**　夫婦としての人生を継続するための看護

Ａさん／62歳／女性／パーキンソン病

　Ａさんは、40歳のときに「パーキンソン病」と診断され、48歳ころから寝たきりになりました。2008年11月、重篤な誤嚥性肺炎にて気管切開を受け、発声困難があり、酸素療法を開始。四肢拘縮で寝たきり状態のまま、2009年3月に「プランダムール」に入居されました。

〔夫の思いから人工呼吸器装着〕

　徐々に呼吸困難が悪化し、徒手圧迫による呼吸補助を行っていましたが、やがて人工呼吸器が必要な状態になりました。人工呼吸器の導入については、"尊厳"という観点から主治医は消極的でした。

　そのようななか、Ａさんの夫の思いは、「助けてください」という一念のみで、主治医は夫の思いに動かされ、人工呼吸器装着の指示を出し、"アクラス訪問看護ステーション"の日勤の看護師全員が夜8時まで居残り、夫と娘の立ち会いの下で人工呼吸器を装着しました。

〔「生きていてよかった」と思える療養へ〕

　Ａさんはるい痩が著しく、両手を振戦させ、眉間にシワを寄せて苦しそうな表情で、ただ"生かされている"という状態でした。私はそのような痛々しい状態を見るにつけ、呼吸器の装着を悔やむような思いになりました。「生きていてよかった」と思える日々を過ごしてもらいたいと思い、看護目標を「最期まで夫婦としての生活を送ることができるように」と設定しました。

　入居者主体、つまりＡさんが"生かされている"のではなく"生きている"と感じて療養生活を送ってもらうために、看護師として実践すべきことを、以下の3つと考えました。

①入居者に寄り添う看護
　→身動きできない状態で生きていることの悔しさや、虚しさを共有する
②入居者の手足になる看護
　→Ａさんの意思を反映させる看護を徹底する
③夫婦として生活できる環境（療養環境態勢）を整える看護
　→Ａさんと夫の希望を全面的に受け入れ、主治医と看護師とで
　　フォローアップをする

〔食事摂取の問題を乗り越えて〕

　Ａさんが人工呼吸器を装着され、胃ろうを造設された後、夫が「妻に食べさせたい」と看護師に要求されました。主治医の指示により、看護師が食事摂取に否定的な態度を示すと、夫は隠れて食べさせるという行動をとられました。それ以来、看護師との信頼関係は希薄となり、夫から笑顔が消えました。"夫VS看護師"という対立の構図になってしまったのです。

そこで、主治医との連携の下、夫がAさんにしてあげたいことをかなえるための医療と看護に徹することに決めました。昼食は経口摂取、朝・夕は経管栄養で経過をみることとし、昼の食事介助は夫が中心となって食事摂取を開始しました。ゼリー食から始め、3カ月後には刻み食を摂取できるようになりました。夫がつくってきたホルモン焼きを食べるなど、Aさんは2人で食事を楽しまれるまでに回復しました。
　Aさんの体重は9kgも増えて、ふっくらとした風貌となり、「プランダムール」で楽しく笑いながら"夫婦の暮らし"を送ることができるようになりました。

＊

　"病気が主役"ではない"病人（人）が主役"の医療と看護のすばらしさに、医師も看護師もあらためて感銘を受けました。なにより、ご夫婦のほほえましい姿がすべてを物語っています。

事例② 尊敬される父親としての人生を貫く看護
Bさん／86歳／男性／肺がん・認知症

　Bさんは、長年大手企業の責任者として勤務し、奥さまと一緒に2人の息子さんを育て、家長として家族から尊敬される立派な生き方をされてきた方です。しかし、認知症に伴う見当識障害により、暴言や威圧的な言動などがあらわれ、本来のBさんとは別人の生活態度がみられるようになりました。威厳を保って生活してきたBさんにとって、見当識障害はとても耐え難いことで、プライドを保つために威嚇（いかく）的な言動や態度があらわれたのだと思います。
　同一法人の「アクラス訪問看護ステーション」からの訪問看護で、親しい関係が築けていくと、Bさん本来の心の豊かさにもふれることができるようになりました。そして、訪問看護開始から6カ月ほど過ぎたころ、脳転移により重篤な状態となり、入院治療後「プランダムール」に入居されました。

〔父親の覚醒を求める家族に説明〕

　入居後、ご家族は「もっと元気にしてください。起床させて（覚醒を促して）ほしい」と要求されました。そこで私は、「お父さまは認知症になり、家長としての威厳を保って生活することができず、非常に苦しまれていたと思います。しかし現在は、意識レベルが低下したために、穏やかに寝ていることができていますよね。もし覚醒したら、酸素供給装置や留置カテーテルを使用している今の状態を理解できずに、"これを外してくれ！　なんでこうするのか！"と、また怒りの言動や行動が出てくることになり、お父さまが一番見せたくない姿をご家族に見せて生きることになるような

気がします。見てください、今は穏やかな顔で安らかに横になっていらっしゃいます。今のお父さまはかっこいいですよね。これでいいのではないでしょうか？」と説明しました。

ご家族は「はい、かっこいいです！」と、涙されていました。

〔家族だんらんの介護で思い出話を〕

この日を境に、"尊敬されるに値する父親としての人生を貫く看護"を目標に支援を始めました。ベッドのまわりで、ご家族とBさんの思い出話で盛り上がる楽しいだんらんの介護です。

「お父さんは仕事熱心だったけれど、休みのときには僕たちを虫捕りなどに連れて行ってくれました」と息子さん。「出かけると、よくデパートで高級な果物やお肉などを購入して、"買ってきたよ〜！"とうれしそうにお土産をくれました。私は義父から一度も叱られたことがないのです。とても優しい人です」と息子さんのお嫁さんも言います。

〔家族の"仲間"として看取りに貢献〕

ご家族には、看護師を"Bさんを一緒に見守り、看護する仲間"と感じてもらえたようです。ご家族のあたたかい介護は毎晩遅くまで続きました。

1カ月が過ぎたころ、最期のときが訪れ、Bさんのまわりにご家族全員が集まりました。浅くもがくような呼吸状態が数時間続いた後、息子さんがBさんの開眼しているまぶたにそっと手を当て、「親父、もう頑張らなくていいよ。ありがとう」と言って閉じました。

ベッドを囲んでいる息子さんやお嫁さん、お孫さんの家族の輪から少し離れたところに、奥さまがいらっしゃいました。私は「Bさんのお子さんは息子さんだけと思っていたら、いつの間にか娘さんが増えていましたね……」と声をかけました。このように、残されたご家族は、尊敬する父親との永遠の別れをすることができたのでした。

＊

私が思うに、このとき、Bさんを"認知症の患者"と思ってお別れをした人は1人もいなかったはずです。Bさんは、最期の瞬間まで尊敬される家長として人生を全うすることができたと思います。このように、看護師としてBさんのあたたかい看取りに貢献できたことに「看護師になってよかった」と実感します。

🌳 "終の場所"とは"人生の物語を完成させる場所"

● 余命に限りある入居者に対して

「プランダムール」での看護師の役割は、重篤な状態で余命に限りのあ

る方々が「人生を継続できるように」「自分の人生に納得して人生の幕を下ろせるように」支援することです。

　看護目標は、「ご家族と共に"今生きていること"を喜べる」「夫婦としての生活を継続させる」「母親、妻としての役割を担いながら療養生活を送ることができる」など、「病気を持った人が主役である」ことを目標としています。

　当社の看護師や介護職は、日々の業務にやりがいと誇りを持っていて、いつも笑顔で頑張っています。見学者の方々に「ここは雰囲気が明るいですね」と言っていただけるのは、非常にありがたいことです。

● 生きた"証し"を認めて人生の終着点へ

　人は誰しも"死"に向かって生きています。死は人生のゴールです。幾多の困難を乗り越えて生き抜いた結果、死という人生のゴールにたどり着くのではないでしょうか。

　私の人生には、貧困・いじめ・病気との闘いなどの悲しみがいっぱい詰まっていました。今も大病を患っています。

　これらの悲しみを力に変えて精いっぱい生きてきました。しかし、今は悲しみの詰まった人生が愛おしくて、抱きしめたい思いです。その悲しみの詰まった人生こそ、私が生きた"証し"だからです。

　人生のゴールが訪れ、「私の人生を認めてほしい、私の人生を褒めてほしい——すばらしい人生だった」と思えたとき、終着点としての"自分で満足できる死"を迎え、「自分の人生、まずまずだったね」と納得して終止符を打つことができるのだと思っています。

　人それぞれにとってかけがえのない人生。"終の場所"とは「人生の物語を完成させる場所」ではないでしょうか。私は、自分の人生と同様に、人の人生をも大切にしていく看護を継続していきたいと思っています。

Column

「村松静子のひとこと」

「人が主役となる看護をめざす」と、バチッと謳われていますね。「場が変わっても看護は変わらない」という考え。看護職ならではの信念、うれしく思います。「人生の物語を完成させる」という言葉に、吉松さんの考え・心がすべて含まれていると感じます。5周年の節目を越え、さらなる継続が楽しみです。

住宅型有料老人ホーム プランダムールの概要

- 設置主体　株式会社 誠心
- 開　　設　2007年4月（現在は同一法人の「アクラスタウン」内に移設して経営）
- 費　　用　15.5万円（個室家賃3万円・介護費6万円・共益費6.5万円）／月
- スタッフ　介護職17人、看護師10人（アクラスタウン全体）
- 入居者の状況
  入居者数：36人
  平均要介護度：4.5
  主な疾患：パーキンソン病、脳卒中後遺症、慢性心不全、再生不良性貧血、廃用性症候群、がん末期など
- 同一法人の事業所　コレクティブハウス アクラスタウン・介護付き有料老人ホーム アクラス五条・アクラス 訪問看護・アクラス ケアプランセンター・訪問介護事業所 ウィング・デイサービス アクラスサロン

〒818-0125 福岡県太宰府市五条2-18-16
TEL 092-918-2008
http://aclass-seishin.jp/

事例11 ・訪問看護・居宅介護支援・ホームホスピス

最期まで"当たり前の暮らし"ができる自宅同様の環境を
― "街角ホスピス"として神戸なごみの家を開設 ―

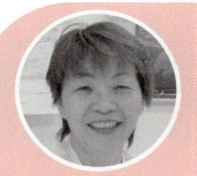

松本 京子 ・まつもと きょうこ
株式会社 なごみ　代表取締役
訪問看護ステーション　あさんて　管理者
NPO法人　神戸なごみの家　理事長
緩和ケア認定看護師／社会福祉学修士

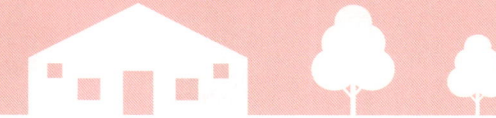

Profile

1995年、神戸市立西市民病院勤務中に阪神淡路大震災を経験し、訪問看護の道を志す。医療法人の訪問看護ステーション、有床診療所ホスピス勤務を経て、2008年緩和ケア認定看護師の認定を受ける。同年、訪問看護ステーションあさんてを、翌2009年にホームホスピス神戸なごみの家を開設。その後、24時間365日を支えるしくみとして、ヘルパーステーション、小規模デイサービスを、2013年には2軒目のなごみの家を開設、現在に至る。

たくさんの人々に支えられて実現

ドイツのエイズ・ホスピスを訪問

「神戸なごみの家」（以下、なごみの家）は、兵庫県神戸市長田区の高台に位置する住宅街の一角にあります。「最期まで自分らしい暮らしをしたい」と希望される方の"終の場所"として、2009（平成21）年2月に開設しました。

スピリチュアルケア研修旅行で訪れたドイツの街角ホスピス（ハウス・マリア・フリーデンのエイズ・ホスピス）で、おのおののスタイルで自由に過ごされていた入居者と職員のみなさんの素敵な笑顔に魅せられ、「日本にもこのような"街角ホスピス"をつくりたい」と願ってから3年。開設までには、たくさんの人に支えられ、人との出会いに感謝することばかりでした。

● 開設までのあらゆる障壁

建物は元医院だった家をお譲りいただいたのですが、購入手続き、リフォーム、家具や家庭用品の準備など、周囲のみなさまの支援がなければ開設にたどり着けないことばかり。地域の自治会に猛反対されたときにも、乗り越えるための知恵と勇気をいただきました。地域の方の反対は特別なことではなく、「"死"をタブー視する意識」と「生活の延長線上にある自然な"死"の文化をつくろうとする意識」の違いだと気がつき、異なる考え方の人に対する配慮について学ぶことができました。

このように、たくさんの人との出会いと支えによって実現したのが「なごみの家」です。

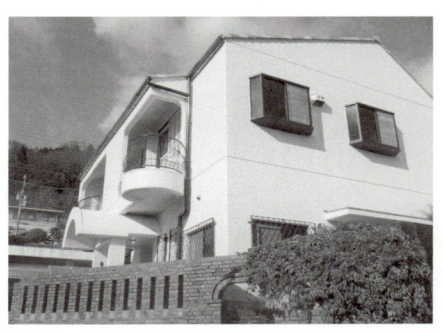

↑ **写真1** 元医院だった家をリフォーム、開設した神戸なごみの家（雲雀ヶ丘）

● 賃貸契約での入居

運営のしくみに少し触れておきますと、「なごみの家」は"在宅"扱いになります。賃貸契約を交わして入居していただき、医療や介護にかかる部分は社会資源を活用して生活していただくことになります。

常駐している介護職は、ケアマネジャーの立案したケアプランに基づき、サービス提供と生活の支援を行います。入居者個々の活動時間には、居室で洗面や食事介助なども提供しています。看護は、主に「訪問看護ステーションあさんて」からの訪問です。「安定している時期は週2回」など、入居者の状態に応じて回数調整をしながら、訪問看護師が毎日「なごみの家」に来るように訪問計画を組んでいます。訪問診療は、週1回から月1回など、入居者の状態によって異なります。

● スタッフは"暮らしのパートナー"

生活の直接的な支援は介護職が中心となり、看護職は医療ニーズへの対応を中心に、介護職と協働しています。"在宅"として運営しているので、「なごみの家」と特別な関係にある訪問介護・訪問看護ステーションだけでなく、入居者の自己決定に基づいた社会資源も選択していただいています。したがって、入浴サービスやデイサービスなど、外部の社会資源を活用される方もいらっしゃいます。

「なごみの家」が、運営上大切にしていることは、スタッフと入居者の関係が「お世話をする」「喜んでもらう」というより、"暮らしのパートナー"

として「いつでもそばにいる」存在であることです。入居者1人ひとりの習慣や希望がありますので、ケアの押しつけや規則によって決められることは何もありません。

🌳 当たり前の暮らし

● 得意なこと、好きなことに取り組める

「なごみの家」は緑の多い高台にあり、晴れた日には遠く神戸の港を望み、窓からは太陽の光がいっぱいに入る環境にあります。庭はボランティアの方に基礎づくりをしていただき、少しずつ好きな花を植え、四季折々の花が咲くように育ててきました（**写真1**）。

入居者のCさんは毎日庭に出て、全部屋に飾る花を生けてくださいます（**写真2**）。そのようなときは生き生きとして、とても予後3カ月とは感じさせないくらい背筋を伸ばして凛としています。歌を口ずさみながら、本当にその時間を楽しまれているようで、私たちも一緒に楽しませていただきました。

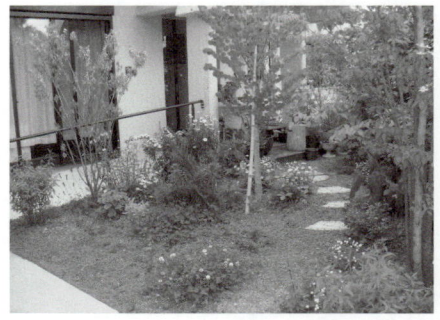

↑**写真2** 育ててきた庭。花々が入居者の心を癒やす

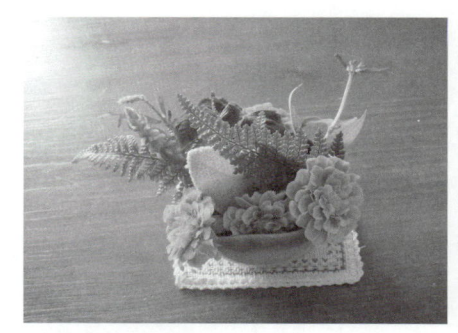

↑**写真3** Cさんが生けた花

終末期は病状の進行とともに自分でできることが少なくなっていきます。しかし、1人ひとりの得意なこと、好きなことに取り組んでいただくことが、最期まで自己コントロール感を持ち続けることにつながると思われます。動けない方にも思いを聴く、希望を訊（たず）ねて了解を得るという"当たり前のこと"を忘れないようにしたいと考えています。

● 過ごし方や食事の希望もさまざま

日々の暮らしは、それぞれです。ご家族と外出される方もあれば、あまり外に出ることを望まれない方もいます。1人で部屋にいることが好きな方もいれば、リビングでほかの方と談笑しながらテレビを見て過ごされる方もいらっしゃいます。

女性の入居者が多いときは、食事の後もリビングで過ごされ、"若かりしころ"の話題で笑い声が絶えない時間を過ごされることもありますし、男性が多いと、食事も過ごす場所もほとんど自室ということになるようです。食事は、パン食の方や米飯を好む方、「肉より魚」「魚は嫌い」「インスタントコーヒーはあかんで」と注文される方など、さまざまです。そこには自宅と同じように"当たり前の暮らし"があります。

適切な症状緩和ができる体制を構築

往診医との協働で苦痛の緩和に努める

当たり前の暮らしを自分らしく創造していただくためには、可能な限り症状緩和ができることが第1条件と考えています。「開設までに緩和ケア認定看護師の認定を受けよう」と思ったのは、「在宅であっても必要な医療を受けることで在宅療養の継続が可能になり、住み慣れた環境のなかで生を全うできる」と考えたからです。

その方の症状が日常生活にどのような影響を及ぼしているのか、どのような緩和ケアが必要なのかをアセスメントし、薬物療法の評価を行い、往診医師と協働で苦痛の緩和に努めるのは看護職の重要な役割です。また、介護職であっても、入居者と日常生活を共にするなかで"看る力"をつけて、必要なところに連絡や相談ができるようにしたいと考えています。

入居者の病状に応じて、週1回から2週間に1回は緩和ケア内科医の往診があります。入居時は症状がない方でも、がん性疼痛によりオピオイドを使用し、病状の進行とともに増量や減量を検討する時期が来るので、適切に症状緩和ができる体制は必要だと考えています。

症状緩和がもたらすもの ── 2つの事例から

Dさんは長い闘病生活に疲れて、心にたくさんの重荷を抱えていらっしゃいました。「8年間、痛みを訴えても精神的なものとされてしまい、具体的な対策がなかった」と毎日2時間くらい同じ話を繰り返し、「早く死にたい」が口癖でした。しかし、痛みから解放されると、パソコンに向かって闘病日記を書き始め、病の体験を私たちに教えてくださいました。

Eさんはすい臓がんで、入居時はすでにるい痩が著しく、食事もほとんど食べられない状態でした。「手術を受ければ痛みはないと思っていたのに、一度も痛みから解放されることはなかった」と、長期間苦痛を緩和できずにいたつらさを吐露されました。しかし、やがて楽になると、夜にはゆっくりお風呂に入って眠れるようになりました。「私には医療はもう

いらない。輸血はしない」と決めていらっしゃいましたが、その後、直腸からの出血が続くと、最後に「入院ではなく、もう一度ここでチャレンジしたい」と気持ちが揺れ、主治医の立ち会いで輸血を実施しました。しかし、2日目には「もういらない」と、ご自分で決められました。

　人の痛みを癒やすのは薬だけでなく、自分のつらさを受け止めてもらえる人がいることや自由に過ごせる環境も影響すると思います。また、必要な医療が受けられるような体制があることが安心につながるようです。

着実に成長する"街角ホスピス"

さりげなくそばにいることの難しさ

　「なごみの家」では、開設以来2013年3月末時点で33人の方を看取り、さまざまなことを学び、少しずつ"街角ホスピス"として成長できているように感じています。

　症状緩和をし、介護職と看護職が協働して、その方の生活習慣を可能な限り取り入れた暮らしを整えるように努めてきました。しかし、当初はスタッフにも戸惑いや「世話をしよう」と構えていたところがありました。自分たちの心配を解消するために、何度も部屋を訪問しては「そんなに来られたら眠れない」と苦情をいただいたこともありました。

　1人の人間の持つ力を信じて、必要なところに介護や看護の手を出せるように"さりげなく、そばにいる"ことは、簡単なようで難しいことでした。

ケアの合意形成のプロセスが大切

　スタッフがゆっくりと穏やかに過ごすことが、入居者にとっても安心と落ち着きをもたらすことに気づくまでは、何度もケアについて話し合いました。この合意形成をしていくプロセスが、学びに気づかせてくれると思っています。

　ご遺族が時折ボランティアとして来所してくださること、「父親に続いて母親も"なごみの家"で看取りをしたい」と希望されるご家族がいてくださることは、大変うれしいことです。

🌸 命のバトンがご遺族の生きる力に

● 終末期の過ごし方を自己選択する時代に

　厚生労働省人口動態調査によれば、2011（平成23）年3月末の年間死亡者数は125万人という現代において、「病院か、施設か、在宅か」という選択肢だけでなく、小規模の"街角ホスピス"も終末期を過ごす場所として「選択肢」となる必要があるのではないでしょうか。また、がんとエイズに限定することなく、緩和ケアの対象を広げる努力も必要になってきています。

　しかし、在宅では老老介護や日中独居などにより介護力が弱い家庭も多く、「最期まで自宅で過ごしたい」と願っても実現困難であるのが現実です。施設でも看取りをするところが多くなりましたが、症状緩和や医療ニーズが高い場合はなかなか受け入れが難しいのが現状です。

　ホスピス・緩和ケア病棟および在宅がん患者の看取りは約8％でしかありません。終末期をどこでどのように過ごすのか、自分の生き方として選択することを求められる時代でもあるのです。

● 最期まで生きる力を住み慣れた地域で支える

　「なごみの家」は小さな力ですが、1人ひとりの存在を大切にして、最期まで地域や家族とのつながりを保ちながら生きる力を支えることが使命です。家族が仕事を終えて立ち寄り、食事を共にする。スタッフと共に近くの商店に買い物に行く。そんな当たり前の暮らしのなかで、自分の人生を振り返り、穏やかに人生の幕を閉じて逝かれます。私たちは、暮らしのなかで死に逝く人からさまざまなメッセージをいただいています。

　別れはつらく悲しいことですが、父から息子へ、母から娘への"命のバトン"が受け継がれることで、ご遺族の生きる力になっていると思っています。

　「なごみの家」は、2013（平成25）年3月に2軒目を開設し、雲雀ヶ丘の居室を1室サロンにしました。地域の方々の寄合所になっていけるように、活動を家から地域に広げていきたいと考えています。それが住み慣れた地域で最期まで生きる力を支えることだと考えています。

> **Column 「村松静子のひとこと」**
>
> 　ドイツの"街角ホスピス"を見て感じ取ったことをやっておられるのですね。私もそうでしたが「初めてやること」は必ず足を引っ張られます。松本さんは地域の人の猛反対にあいながら「恨み」に思わず、「知恵と勇気」に変えて乗り越えています。これは"開業ナース"に不可欠なこと。「賃貸契約」という形をとっているのもすばらしいですね。さらに期待！

NPO法人神戸なごみの家の概要

- 費　　用　1カ月12万円＋介護保険自己負担分＋医療費
- スタッフ　専従看護師1.5人　介護福祉士5人、ヘルパー2人、調理スタッフ（パート）
　　　　　　4人交代で勤務（その他、訪問診療、デイサービス、訪問入浴、訪問リハビリ利用）
- 入居者の状況
　①雲雀ヶ丘　部屋数：6室（すべて個室7～8畳）＋サロン
　　　　　　　平均要介護度：4
　②西　丸　山　部屋数：3室＋ショートステイ利用1床
　　　　　　　平均要介護度：4
　主な疾患：がん、認知症、心不全など

〒652-0801　兵庫県神戸市兵庫区中道通7-1-3　オアシスコート大開209
TEL 078-576-1630（事務局）
http://www.kobe-nagomi.com/

事例 12　訪問看護・デイサービス・小規模多機能型居宅介護・コンサルティング・人材育成の支援・メディカルアロマサロン

質の高い訪問看護とともに職員のアセスメント能力育成を
― 訪問看護ステーションとデイサービスを開設 ―

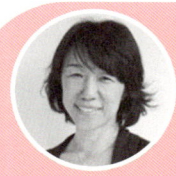

滝口 美重・たきぐち みえ
ベア・オリーブ 有限会社　取締役
ベア・オリーブ訪問看護ステーション　所長
訪問看護認定看護師

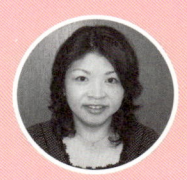

坂田 幸枝・さかた さちえ
ベア・オリーブ 有限会社　代表取締役
看護師

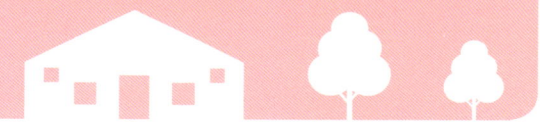

Profile

●滝口美重
前橋赤十字看護専門学校卒業後、前橋赤十字病院、済生会横浜市南部病院、聖マリアンナ医科大学病院で10年間勤務。外資系在宅医療会社での訪問看護、訪問看護ステーション勤務を経て、2000年にベア・オリーブ有限会社を設立。2002年ベア・オリーブ訪問看護ステーションを開設し、管理者となる。2005年デイサービス・ルポを開設。2009年訪問看護認定看護師資格取得後に、"地域に貢献するナースのための寺子屋"開催。専門職のキャリア発達支援を研究するため、千葉大学大学院看護学研究科看護システム管理学専攻修士課程在学中。

●坂田幸枝
鹿児島県出水学園高等部看護専攻科卒業後、日本医科大学病院救急救命センター、昭和大学病院等に12年間勤務。1995年から2カ所の訪問看護ステーションで、立ち上げ時から管理者として勤務。2000年ベア・オリーブ有限会社を設立。2002年ベア・オリーブ訪問看護ステーション、2005年にデイサービス・ルポを開設。メディカルアロママッサージを実践するほか、専門職のキャリア発達支援システム開発をめざして実践中。2013年8月、デイサービス・ルポ松風台（認知症対応の通所介護）を、10月には複合型ハウス・メリーを開設。

🌳 理念・ビジョンが共通の2人だから前進できた

　2000（平成12）年春、ベア・オリーブ有限会社を設立しました。今でこそ従業員を30人以上も抱えるまでに成長しましたが、立ち上げたときは代表と取締役、2人だけの小さなちいさな会社でした。

　介護保険制度施行に向けて、企業が訪問看護支援システムの開発を行っ

ている時期にアドバイザーとしてかかわるなかで、「自分たちの実践知をただ企業に吸収されるのではなく、対等な立場で取引をしたい」と考えました。また、そのシステムや記録を通して「質の高いアセスメントができる看護師を育てたい」「質の高いアセスメントに基づいた看護で、患者さんの自立と自己決定を支援したい」「看護で社会に貢献したい」と考え、会社を設立しました。

これまでの会社経営の間には、2人の意見の衝突もありましたが、「理念・ビジョンにズレがない」ということが、長い間私たちを結びつけて、前進させてきた原動力だったと思います。

それぞれの訪問看護と2人の出会い

医師会立訪問看護ステーション管理者として

坂田は大学病院で勤務した後、28歳で医師会立の訪問看護ステーションを管理者として立ち上げました。区に1つだけのステーションは面白いように収益を伸ばしました。

訪問看護制度が始まってしばらくは、ターミナルケアができる訪問看護ステーションは多くありませんでした。そのため、大学病院での外来勤務で末期がん患者への訪問看護経験を持つ坂田のところには、末期がんの方の訪問依頼が多くありました。寝たきりの高齢者も多かったです。若い時は人のため社会のために生き、高齢となりこれからようやく自分の時間を楽しめるというときに病を得て、思うように動けなくなったり、亡くなったりする患者とかかわり、そうなる前に看護がかかわり、何かできることがあるのではと考えていました。

必要な支援を整えられる職員教育を

そのなかで、末期がんの方が家で安心して過ごすために、訪問看護師には症状変化を予測し、状況に応じて説明・指導し、本人や家族にできることを判断し必要な支援を整えるための高いアセスメント能力が必要と考え、職員教育の必要性を感じながらも、そのやり方に悩んでいました。そのころ、知人の紹介で私(滝口)と出会い、私のつくったデータベースと記録を見て、「これだ！　この人に教育してもらおう」と思ったそうです。

その後、別の訪問看護ステーションの立ち上げにもかかわり、管理者として、経営側と、職員の待遇改善について交渉するなかで、自分の思うような回答が得られないことを経験しました。そのころから、「病気になってから看護がかかわるのではなく、元気に年をとり、高齢でも生き生きと

暮らすことに役立つ看護を提供したい」「頑張って働いた人に報酬が還元され、職員のモチベーションが高まるようなしくみをつくりたい」「質の高い看護実践ができる人材を育成したい」という、3つの思いが坂田にはありました。

● 外資系在宅医療会社で訪問看護を経験

　私は、病院で10年間勤務した後、外資系の在宅医療を提供する会社に就職しました。訪問看護ステーションは、まだ数えるほどしかありませんでしたし、大学病院に勤務する私は、その存在すら知らなかったのです。「患者さん自身が選択できる医療にかかわり、自己決定を支援する立場で働きたい」と考えての、訪問看護への転職でした。

　患者さんが受けたい医療を自分で選択することは、今では当たり前のことですが、その当時の大学病院では、医療者側からの一方的な医療の提供になることもありました。

　当時は、営利企業の訪問看護には保険適用が認められていませんでしたので、1回60分の訪問看護で1万円をいただいていました。費用が高いこともあって、患者さんの9割以上が末期がんの方でした。1回1万円をいただくことに最初はとても抵抗がありました。「自分の看護にその価値があるのか？」「1時間で1万円を払ってもいいと思える看護ってどんな看護だろう？」と考え続け、たどり着いた答えは「1時間の訪問で、次に訪問するまでの安心な生活を保証する看護」の提供でした。

● 看護記録・看護計画のデータベースを作成

　今の患者さんの状態から先を予測して、予防や準備ができる、そして、夜間や休日に「緊急電話をかけようかどうしようか」と悩む状態も発生しないくらいの質の高いアセスメントに基づいた看護を提供できれば、1時間で1万円は高くないかもしれないと考えました。看護師とつながっている安心感はあるけれど、そのことさえ忘れてしまえる状況を提供することをめざそうと思いました。

　そして、「アセスメントの質を高めるには、よい看護記録だ！」と思い立ち、その日から、ろくに触ったこともないパソコンに向かい、How to本を片手に、看護記録・看護計画のデータベースをつくり始めました。問題の本質を見極め、解決に向けて思考を促し、使う人が成長できる記録を求めて寝る間も惜しんで取り組み、半年ほどで完成させました。そのデータベースが共同経営のきっかけになったのです。

🌳 訪問看護ステーションとデイサービスを開設

● なかなか売り上げにつながらなかった開設当初

　質の高い訪問看護の提供と同時に、職員のアセスメント能力向上の教育ができるステーションとなることをめざして、2002（平成14）年12月、神奈川県横浜市青葉区で「ベア・オリーブ訪問看護ステーション」を開設しました。

　病院や施設のつてのない営利法人立の訪問看護ステーションが、安定した経営をできるのかという不安はありました。最初はほとんど依頼がなく、1カ月間で利用者が1人、訪問が6件、2カ月後に入ってくる売り上げは約6万円でした。それでも、「質のよいサービスを提供していれば必ず売り上げにつながるはず」と、自分自身に言い聞かせて踏ん張りました。

　そんなころ、初回訪問がお看取りになった利用者さんのところで出会った医師が、ターミナルケアのパートナーとして力を認めてくださり、そこから、末期がんの利用者さんへの訪問が増えていきました。常に緊急登板の毎日で、気持ち的には大変でしたが、その医師、そして多くの利用者さんやご家族に教えていただいたことが、今でも看護師としての財産になっています。

● 慢性期の利用者増により経営安定化

　しかし、やりがいはあっても、ターミナルケアばかりでは経営が安定しません。経営安定のためには慢性期の利用者さんを増やす必要がありました。そのため、訪問看護を受けているリハビリテーション目的の方や認知症の方の状況が、訪問看護のかかわりによって改善していく過程を綿密にアセスメントし、看護ケアの何が奏功したのかを考え、その点をケアマネジャーにPRするようにしました。それにより、慢性期の利用者の依頼が少しずつ増えて、経営が安定していきました。

　そして、訪問看護で心身の状況が改善した人たちが、その状態を維持できるようなケアを提供できる施設の必要性を感じたことが、私たちにデイサービスの開設を決断させました。

　2005（平成17）年2月、訪問看護ステーションから車で5分の

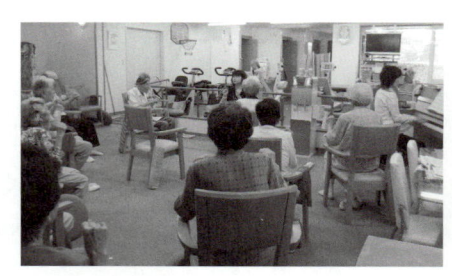

↑**写真1**　規模を拡大、リニューアルしたデイサービス・ルポ

ところに、"元気で100歳まで歩く！"をスローガンに掲げた「デイサービス・ルポ」を立ち上げました。その後、2012（平成24）年5月には規模を拡大、リニューアルしました（**写真1**）。

🌳 「自ら考えて判断し、行動できる」職員の育成

● 知識・技術を使いこなす思考のプロセス習得を

　訪問看護でもデイサービスでも、職員教育でめざしたのは「自ら考えて判断し、行動できる職員」を育てることです。そうなることは、よいサービスの提供につながるだけでなく、職員1人ひとりの専門職としての財産になると思います。
　そのためには、「研修で新しい知識や技術を習得する」だけでは不十分で、「その知識や技術を使いこなす効果的な思考のプロセスを習得する」ことが必要だと私たちは考えています。これは、坂田と私が長い間、「アセスメントを苦手にしている人」と「アセスメントができる人」の違いを考えてきてわかったことです。
　援助者としての職員は、利用者さんについて多くの情報と判断に必要な知識を持っていることが多いのです。しかし、必要な情報や知識を引き出してきたり、つなぎ合わせたりして考えることと、事実と自分の推測を明確に区別して思考を進め、判断することが苦手な人が少なからずいます。また、親身になるあまり、利用者の人生を一緒に背負い込んで、利用者の目標でなく援助者の目標をめざしてケアを展開し、上手くいかなくて悩む人もいます。

● 理念を判断基準にして考えることを習慣に

　思考のプロセスの習得には、自分の思考や感情のクセを知り、自ら気づいて変化していくことが必要です。そのため、職員の報告や相談、事例の振り返りの場面では、コーチングの手法でかかわることを徹底して行ってきました。
　方向性を見失って迷う職員にも、私たちのなかにある答え（らしきもの）を伝えるのではなく、「私たちがめざすもの、つまり事業所の理念やビジョンに照らして、どうだろう？」「その人の幸せは、望む状態は何だろう？」「どうしたら自己決定できるだろう？」と問いかけます。理念を判断基準にして考えることを習慣づけることで、「自信（責任）を持って自分で考え、判断し、行動できる職員」になっていくと思います。
　この方法には即効性はありませんが、長い時間をかけて職員は確実に成

長してきていますし、今もまだ成長し続けています。職員には自分の変化や成長を誇りに感じてほしいと思います。デイサービスの職員にも同様の手法でかかわり、こちらも同じような成長を見せています。

職種にかかわらず、人の成長にはコミュニケーションが欠かせません。関係性や相互性によって人は伸びていくのだと思います。それは私たち自身が、さまざまな職種の職員や利用者さん・ご家族、外部関係者とのかかわりによって変化し、成長させていただいていることを実感していることにもよります。

専門職のキャリア発達支援の実践へ向けて

「地域に貢献するナースのための寺子屋」開催

私たちが実践している職員教育の手法を、悩んでいる管理者仲間に伝えたいと考え、2009（平成21）年に「地域に貢献するナースのための寺子屋」を開催しました。

寺子屋研修生（参加者）とは「職員とのかかわり」「職員教育」という視点でリフレクションを中心に研修を進めていきますが、結局どの参加者も「自分を見つめる」「自分を知る」必要性に自ら気づいていきます。職員との関係性においての「自分の強みも弱みも含めて全部知る」というつらい作業を乗り越え、逃げずに自分と向き合う覚悟を決めた参加者が、行動を変える様子には感動を覚えます。そのような思考のプロセスを身につけた方々の成長は、その後どんどん加速していくようにみえます。

専門職連携実践の基礎づくりにつなげる

この寺子屋に参加してくださった方々の変化に励まされ、「このようなキャリア発達支援をきちんとした形で実践していきたい」との思いを強くしました。そのプロジェクトを推進するために、千葉大学大学院看護学研究科で看護システム管理学を学んでいます。看護職に限らず、保健・医療・福祉・介護職等、地域でケアに携わる多様な職種の人々とともに、専門職のキャリア発達支援に取り組み、専門職連携実践の基礎づくりにも役立てたいと考えています。

新たな挑戦 "複合型サービス"

自宅を離れず最期を迎えたい方へのサービス

2013（平成25）年10月、訪問看護ステーションと小規模多機能型介護事業所を合わせた「複合型ハウス・メリー」を、複合型サービス[*1]の拠点として開設しました。長年にわたり地域で私たちのケアを受けてくださった方々が、人生の終末期を迎えられています。最期の時に、それまでの関係をすべて絶って、施設に入ることを決断せざるを得ない状況になる方が多くいます。施設入所をやむなしとする方、強く拒否する方、選択はさまざまです。「住み慣れた自宅を離れずに最期を迎えたい」と望む方をお手伝いするために、このサービス形態が適しているのではないかと考えました。

終末期を最期まで笑顔で

この複合型サービスを提供する建物は「メリー・ケアステーション」と名付けました。メリークリスマスの「Merry」には、「陽気な」「愉快な」「ワクワクさせる」「笑いさざめく」等の意味があります。人生の終末期を最期の時まで楽しく笑顔で過ごしてほしい、また、楽しい場所に通うことで脳を活性化して、元気に充実した終末期を生きてほしいという願いを込めています。

不動産業者、銀行、建築士、工事関係者等々、なじみのない業種の方々との交渉や話し合いに四苦八苦し、前進したり後退したりしながらなんとか進めてきました。自分たちの思いを信じて無心で動くうちに、周囲に協力してくださる方々が集まってきて、その人たちに支えられて「メリー・ケアステーション」ができあがってきたと実感しています。

事業を通して、次世代の現場の指導者となる人材を育成し、私たちを経営者・看護者として育ててくれている社会に恩返しする期間にしたいと思います。地域のさまざまな健康レベルの人々が、健康的で幸せな生活を自分で選択して生きていくことを支え続けていきたいと思います。

[*1] 日本看護協会の提案などにより平成24年度の介護報酬改定で創設されたサービス。自宅を中心としながら訪問看護と小規模多機能型居宅介護を組み合わせて一体的に提供する。医療処置があっても介護が重度化しても、住み慣れた家での暮らしが続けられることをねらいとする

Column

「村松静子のひとこと」

　2人で会社を立ち上げ、訪問看護・デイサービス・小規模多機能型居宅介護・在宅医療コンサルティング・人材育成の支援、メディカルアロマサロンを行っています。「次世代の現場の指導者となる人材を育成することが、私たちを育ててくれた社会への恩返し」という視点がいいですね。

ベア・オリーブ 有限会社の概要

- 開　設　2000年3月
- スタッフ　50人（看護職15人、セラピスト2人、介護職21人、事務職3人、その他9人）
- 事業内容
  ①ベア・オリーブ訪問看護ステーション（2002年12月〜）
  ②デイサービス・ルポ（2005年2月〜）
  ③デイサービス・ルポ松風台（2013年8月〜）
  ④複合型ハウス・メリー（2013年10月〜）
  ⑤メディカルアロマサロン：筋肉の凝りやむくみによる苦痛を緩和し、疲れにくく動きやすい、代謝のいい身体をつくるアロママッサージの実施
  ⑥専門職のキャリア発達支援システムの開発、提供

〒227-0067 神奈川県横浜市青葉区松風台 48-16
TEL 045-530-9415
http://www.bear-olive.co.jp
info.bear-olive.co.jp（メール）

事例 13 訪問入浴介護・訪問介護・介護タクシー・居宅介護支援・小規模多機能型居宅介護・デイサービス・認知症対応型通所介護

地域に根差した介護サービス事業所をめざして
― 訪問入浴介護からスタートした挑戦 ―

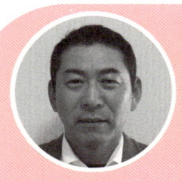

内田 幹也 うちだ みきや
株式会社 ラ・ケア　代表取締役
看護師／介護支援専門員

Profile
美術工芸コースの高校を卒業後、芸術短期大学を中退。1982 年から看護助手として病院勤務を始め、1989 年 3 月看護師資格取得。その後、3 年間病院に勤務した後、京都市を拠点に訪問介護・訪問入浴介護の会社として株式会社ラ・ケア（当時は有限会社京都ライフケアサービス）を設立する。2012 年、開業 20 年を迎えた。

転職を余儀なくされて看護の世界へ

● 着物の図案家から看護師への転身

　当初、私は看護の世界をめざしていたわけではありませんでした。もともとは、高校で美術工芸を専攻しており、卒業後は芸術短期大学に入学したものの大学に肌が合わずに中退しました。その後、京都府京都市という土地柄と、両親が染めの仕事をしていた影響もあり、着物の図案の仕事をしていました。しかし、和装・着物の不況で仕事も減っていき、転職を余儀なくされました。

　そんななか、何かの縁で舞い込んだ話が「看護師」という職業でした。その当時、男性看護師は珍しく、男性の職業としては一般に知られていませんでしたので「いったい、どんな仕事だろう？」と興味はありました。

　せっかくお話もいただいたので、病院の総婦長の面接を受けました。「看護助手として仕事をしながら、看護学校に受験・入学後、国家試験に合格して看護師になる気があるなら採用します」というお話に、正直「今さら

受験？」「看護師の国家試験？」という思いもありました。しかし、総婦長の仕事に対する熱意あるお話をお聞きし、挑戦する意欲がわいてきたため、頭を下げてお願いしました。

1989年、看護師資格を取得

すでに結婚していたので、収入のことも考えて常勤として働きながら先に准看護師の資格を取得し、続けて看護学校に通いました。そして1989（平成元）年に、晴れて看護師の資格を取得しました。

その後、同じ病院で看護師として働き始めましたが、ずっとその病院で働いていたことや、看護学生のころから他の病院での仕事にも興味はあったことから、他院への就職も考えました。しかし、どこの病院で仕事をしたとしてもすべきことは看護のことです。さらに、自分を採用してくださった総婦長への恩、看護師の資格を取った安堵感も手伝って、いつまでとは決めずに腰を落ち着けて同院で働くことにしました。

訪問入浴介護を提供する会社を設立

寝たきりで入浴できない高齢者を手伝いたい

看護師として働いて3年が経とうとしたころに、父親から「近所に寝たきりでお風呂に入れなくて困っている人がいる。なんとかならないか？」と相談を受けました。

福祉や介護のことはあまり知識がなかったため、行政サービスを調べたところ、通所介護なら週1回の入浴は可能でしたが、訪問入浴介護は利用までに1カ月半もかかることがわかりました。さらに、初回利用後も月1回程度の入浴しかできないということで、役所は「通所介護をお勧めしている」との返答でした。

私はそれを聞いて「寝たきりになっても外出できる人はいいが、本人の意思を含めなんらかの事情で外出できない人は、入浴できないままお亡くなりになる場合も考えられる。寝たきりになることで"毎日お風呂に入る"という習慣が奪われることは、とてもつらいのではないか」と感じました。そして、「それなら自分がそのお手伝いをしたい」と思ったのが、起業するきっかけです。

訪問入浴車両を1台購入して開業

「起業する」という意識はあまりありませんでしたが、いろいろ相談に乗っていただいた方に「訪問入浴介護の仕事は人を雇用しなければならな

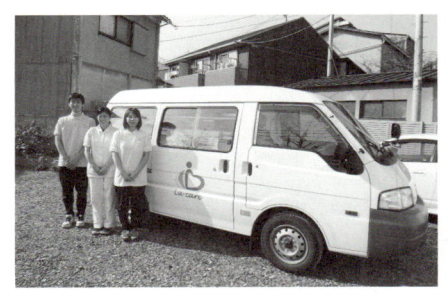

↑写真1　訪問入浴介護車両とスタッフ　　　　↑写真2　体験入浴の様子

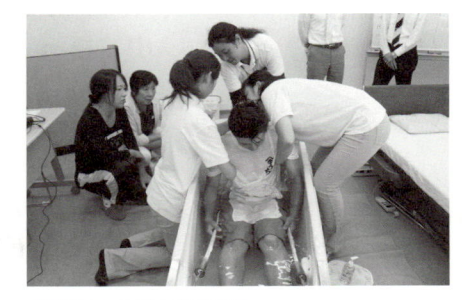

*1
その後、1995年に有限会社ライフケアサービス、2004年に有限会社ラ・ケアに社名変更。2010年に商号変更で株式会社ラ・ケアとなる

いので、福利厚生も視野に入れて営利法人を設立してはどうか」というアドバイスを受け、有限会社京都ライフケアサービス*1を設立しました。設立にあたっては、節約と勉強のためにすべて自分で手続きを行いました。資本金や運転資金は両親や銀行からの借り入れで賄いました。

1992（平成4）年、拠点を自宅マンションに置き、訪問入浴車両を1台購入して営業を始めました（**写真1**）。当時、京都府内の営利法人による福祉・介護サービスは、ベッドや車いすを扱う介護用品のお店くらいで、訪問介護や訪問入浴介護といった直接介護するサービスを行うのは、社会福祉法人が主流でした。また、会社設立の5～6年前には高齢者を対象とした金券詐欺事件があり、世間を騒がせました。そのため、営業に行く先で「高齢者をだまそうとしているのか」など誹謗中傷を受けることもありました。

●悪戦苦闘を乗り越えて軌道に

*2
当時の利用料は、訪問入浴介護1回当たり1万1000円（看護師含む3人で訪問）

大都市では民間事業者が行政委託を受けてサービスを展開していましたが、京都府ではそのような土壌がなく、利用料は100％実費*2になるため、思うように利用者は増えませんでした。そのため、私自身はほかにアルバイトもしながら、利用があった場合のみサービスを提供する期間が3年ほど続きました。正直、会社を続けることに大きな不安を感じていました。

そんな状況である人と知り合い、私の悪戦苦闘している姿を見て、東海地方や大阪府で展開している大手の介護事業者を紹介していただきました。そのご指導やお力添えもあり、少しずつサービス利用者が増えていきました。

そのころ、何年も入浴されていない寝たきりの高齢者がおられ、入浴を提供したことがありました。その方は、涙を流して手を合わせてくださいました。とても恐縮しましたが、その姿を見て、それまでの苦労も忘れるくらい、この仕事を続けていられることを心から喜びました。その情景を今でも鮮明に覚えています。

現在はそのような経験から、1人でも多くの方に入浴していただきたいと、体験入浴も行っています（**写真2**）。

小さな一軒家に「宅老所」を開設

　会社を設立して4年後の1996（平成8）年には、滋賀県大津市に新たな事業所を置くこともできました。その当時、自宅で高齢者と共にいろいろな趣味活動をし、障害者や乳幼児とも一緒に時間を共有する「宅老所」が注目を浴び始めました。見学に行き、その空間、のんびりとしたあたたかい雰囲気に感銘を受けました。そして、小さな一軒家を借り、1998（平成10）年に大津市に宅老所を開設しました。そのころには、会社全体で30人ほどの職員を抱えるようになっていました。

"地域に根差す"ことこそが原点

介護保険制度のスタート

　1998年ごろには、「介護保険制度がスタートする」という話が新聞やテレビ等で報道されるようになっていました。その後、制度の概要が徐々に明らかになってきて、期待と不安でいっぱいだったのを覚えています。

　介護保険制度が動き出す年の第1回介護支援専門員実務研修受講試験を受験し、介護支援専門員の資格を取得しました。とはいえ、実務研修を受けたものの全体像やしくみもよく理解できていない状況でのスタートでした。ただ制度の理念である「民間の活力を生かす、民間の自由な競争で良質なサービスを提供する」という内容に、大きな期待を抱きました。そして、民間の先駆者であるがゆえに「良質なサービスを提供しなければ……」という焦りもありました。

商店街に事業所を移転・設置

　介護保険制度発足で「介護サービス」が一般に知られるようになり、高齢者の家庭や家族との関係の構築が不可欠であることがわかるようになりました。そのため「地域に根差すことこそが原点」ととらえ、より利用者・家族との関係を深めるため、居宅介護支援事業や訪問介護の拠点となる事業所を、大津市内の長等商店街に移しました（**写真3**）。消防訓練に参加したり、介護保険制度の勉強会を開催したりして、商店街組合や地域の民生委員との連携を深めていきました。その延長上として、地域の人がいつまでもその土地で生活できることの一助となるよう、小規模多機能型居宅介護の事業所を同じ商店街内（既存事業所の隣）に設置しました（**写真4**）。

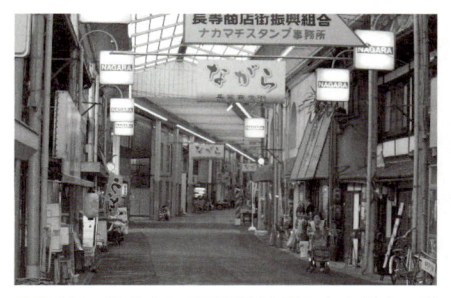

↑**写真3** 拠点となる事業所を置いた大津市・長等商店街

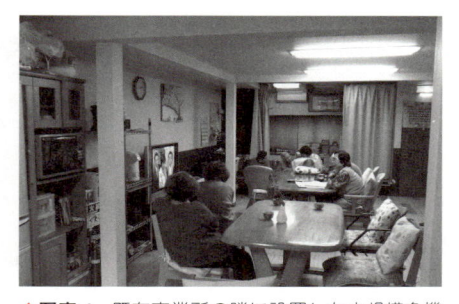

↑**写真4** 既存事業所の隣に設置した小規模多機能型居宅介護事業所。利用者がくつろぐ

●複数の市で着実に事業所を展開

　今では介護保険サービスを受けていない1人暮らしの高齢者宅に、福祉委員担当者とともに訪問したり、急な不測の事態が生じたときには駆けつけたりしています。また、小規模多機能型居宅介護事業所で開催される「地域福祉推進会議」の場で、地域包括支援センター担当者との情報共有をはかっています。

　現在、2市（京都市・大津市）において訪問入浴介護3ヵ所（訪問入浴車両台数16台）、訪問介護事業所、居宅介護支援事業所、小規模多機能型居宅介護事業所、通所介護各1ヵ所を展開し、2013（平成25）年度より他市（三重県鳥羽市）において、小規模多機能型居宅介護、多世代交流サロン、認知症対応型通所介護、地域交流サロンを開設しました。職員数は121人、総利用者数650人（高齢者）となっています。

🌳 20年の経験を踏まえてさらなるステップを

●介護業界の発展に貢献したい

　当社は、2012（平成24）年に20周年を迎えました。この20年余はそれまでの何倍もの体験・経験をすることができ、利用者・家族・職員、その他関係者からさまざまなことを教えていただきました。自分1人では何もできないことを痛感し、人に苦しみ、喜び、また人と苦しみ、喜びました。共に働く職員も、利用者や家族からさまざまなことを教わっていることと、心から感謝しております。

　私はこの仕事が長いこともあり、少しでもこの業界のお役に立てればと、介護事業者の協同組合や、市町村のサービス事業者協議会、全国にある事業者の協議会に参加してお手伝いをさせていただいています。

　そして、一方では、ますます激化する競争に対応するために、経営センスや知識をもっと磨かなければならないと痛感しています。

● 地域の人々の声に耳を傾け続ける

　2012（平成24）年度の介護保険制度の改正は、これまでとは違う重みのある内容となりました。例を挙げれば、労働基準法を遵守しなければ、介護保険事業の継続もできなくなりました。今後もコンプライアンスを重視し、しっかりとした理念を掲げ、利用者本位の丁寧なサービスを心がけていくつもりです。

　また、これまで以上に職員のスキルアップをはかり、利用者・家族により安心していただける介護を提供しなければなりません。

　もし開業を考えようとされるなら、情熱は一番大切ですが、それと同様に介護保険法の指定基準や労働基準法を読み込んで理解するか、相談できる人を持ったうえで事を進めるようお勧めします。

　最後に、私が起業するきっかけとなった父親からの相談、そのときに抱いた初心を忘れることなく、そんな身近な人や地域の方々の声に耳を傾け続けながら、また同じく志のある関係者のためにも、力を注いでいくことが使命だと考えています。

Column

「村松静子のひとこと」

　訪問入浴介護で開業して20年。私と時代が重なっているから苦労がわかります。「寝たきりで、何年も入浴していなかった利用者が涙を流して喜んでくれた」ことは、それまでの苦労も忘れるほどですよ。初心を忘れていないのも惹かれます。

株式会社 ラ・ケアの概要

- 開　　設　1992年3月
- スタッフ　121人（看護職29人、介護職75人、介護支援専門員7人、事務10人）
- 事業内容　訪問入浴介護、居宅介護支援、訪問介護、介護タクシー、小規模多機能型居宅介護、通所介護、認知症対応型通所介護
- ロゴマーク
  理念である高齢者・障害者の在宅生活を支援する思い、共に仕事をする職員の成長を願う思い、会社が社会に役立てるように成長する思いを表している。

〒615-0822　京都府京都市右京区西京極中町37-1
TEL 075-326-2212
http://www.la-care.jp

事例 **14** グループホーム・デイサロン・かかりつけナース・セミナー・看護研究相談

認知症高齢者の気持ちに添うよう丁寧にかかわる
― グループホームとデイサロンを開業 ―

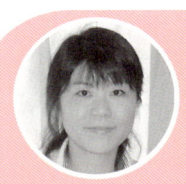

堀内 園子 ほりうち そのこ
NPO法人 なずなコミュニティ
看護研究・研修企画開発室　室長
かかりつけナースの会　代表
看護師／保健師／介護支援専門員

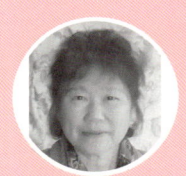

堀内 靜子 ほりうち しずこ
有限会社 せせらぎ　代表取締役
認知症対応型共同生活介護施設
グループホームせせらぎ　ホーム長
看護師／介護支援専門員

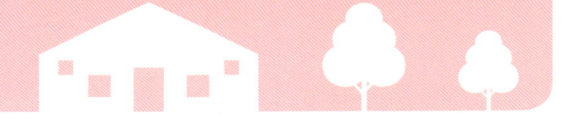

Profile
●堀内園子
聖路加看護大学卒業後、聖路加国際病院、富山医科薬科大学（現・富山大学）勤務を経て、聖路加看護大学博士課程修了。2006年よりNPO法人なずなコミュニティを立ち上げ、かかりつけナースとして初老期・更年期にある人の記憶・認知機能障害やストレス緩和ケアを実践中。
●堀内靜子
小諸高等看護学校卒業後、国立小諸療養所（現・小諸高原病院）にて精神科病棟、重度心身障害児病棟、認知症治療病棟（副看護師長）に勤務。1988年、同病院重度認知症（痴呆）老人デイケアに勤務。2000年、認知症対応型共同生活介護施設グループホームせせらぎを開設し、現在に至る。

母娘の看護師コンビによる起業

　今回、この原稿を書かせていただいているのは、母と娘で協力して開業している看護師コンビです。起業の先陣を切ったのは母で、2000（平成12）年に認知症高齢者の「グループホームせせらぎ」を開設しました。娘の私は、それをサポートしつつ、2006（平成18）年にNPO法人を立ち上げて看護研究・研修企画開発部門を設け、臨床と研究をつなげる試みを行うとともに、在宅の高齢者や介護者が通う「デイサロンなずな」を運営し、「かかりつけナース」としても活動しています。

本稿では母の起業の話を中心に、NPO法人の活動についても娘の私からご紹介させていただこうと思います。

自分の理想のケアができる場所をつくりたい

● 母が重度認知症高齢者のデイケアに配属

　母は、昭和30年代はじめから看護師として30年近く病院勤めをしました。一番長く働いたのが精神科で、その後、1988（昭和63）年には立ち上げたばかりの重度認知症高齢者のデイケアに配属されました。当時は、認知症への関心が薄く、入院する認知症高齢者は重度化し、手を使わずに丼に直接口をつけて食べる状態でした。デイケアを知らない人も多く、当初は開店休業状態で、作業療法士と看護師が互いに向き合ってぽつんと座っている感じだったといいます。

● 高齢者介護の実情に接して

　「このまま待っていても仕方ない」と、母は地域に自分から足を踏み入れる決心をし、地域の保健師にお願いして同行訪問を始めました。当時の高齢者介護は、今からは到底考えられないような状況でした。寝たきりの高齢者が暗い畳の部屋に寝かされ、背中のほうまで尿がしみたままになり、かゆみのために体中をかきむしる手には野球のグローブがはめられているという場面にも出合いました。介護者は自分の髪をとかす余裕もなく、心身共にボロボロになり、手の震えが止まらない人、耳鳴りや不眠に悩む家族にも会いました。訪問先で介護者の言葉に耳を傾け、本人のケアを共に考えるうちに、デイケアの利用者も徐々に増えていきました。

　そして、デイケアと並行して近隣の市町村のもの忘れ相談も依頼されるようになりました。相談には悲惨な状況から少しでも抜け出したいと思う家族介護者や、時にはご本人も訪れました。認知症の初期段階での相談は、まだほとんどありませんでした。

　このころ、娘の私が仕事の合間にボランティアで母の仕事を手伝うことにしました。介護保険制度が開始される以前の話ですので、訪問介護や看護などを本人の状況に合わせて活用するシステムは存在しません。母と共に訪問し、介護家族のお話を聞き、高齢者の濡れたオムツを替え、汚れた臀部をお湯で洗い、保湿クリームを塗ると「ありがとネ」と両手を合わせて拝まれました。その様子を見たご家族は「こんなふうに穏やかになるのは久しぶり。来ていただいてよかった」とほっとされました。"ごく当たり前の看護"が、ご本人やご家族から深く感謝されました。

● 建築士の助言からグループホームの開設へ

　長年の臨床経験に加え、認知症高齢者とその家族を取り巻く実態を目の当たりにした母は、定年が近づいてきた際に「"もの忘れ介護相談室"を立ち上げよう」と考えるようになりました。相談室の建築をお願いしようと設計事務所を訪れたところ、建築士から「どうせ建てるなら、24時間看護ができるグループホームを建てたら？」と勧められたそうです。いきなり建築士が言い出したのではなく、話し合いのなかで母が自分の胸の内にあった「自分の理想のケアができる場所をつくりたい」という思いを口にしたことがきっかけでした。建築士は「それなら、そのように建てましょう。介護相談室として建物を小さくつくって後からグループホーム用に大きくするより、初めから大きく建てておいたほうがいいですよ。建築費用もそう大きくは変わらないから」と言い、介護相談室からグループホームの建築へと変更したのです。

　ちょっとした相談所をつくるつもりが、24時間、人が暮らすケアの場をつくることへ発展してしまいました。家族とも相談した末に「有限会社を母体としたグループホームをやろう！」という話になりました。幸い、父も認知症ケアに関する母の思いをよく理解していたので、話は前に進むことになりました（できあがったグループホームせせらぎの外観：**写真1**）。

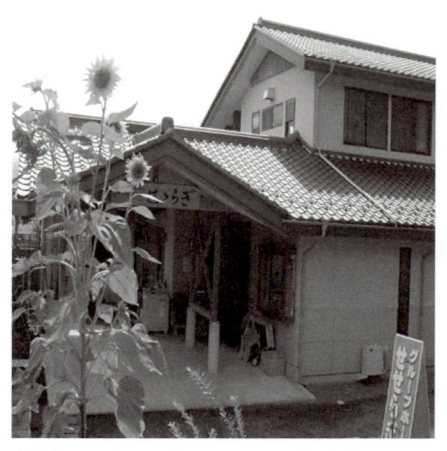

↑**写真1**　グループホームせせらぎの概観

● 試行錯誤とトラブルを経て会社設立

　それからは、会社設立のための書類や手続きの準備となり、行政書士や司法書士といった専門家に相談しました。当時は、グループホームというケアの場がほとんどなかったので、会社の定款や家族と契約を交わす際の重要事項説明書の項目に何を入れたらいいか、試行錯誤です。老人ホームや賃貸住居の契約書など既存のものを参考にし、国内で開所しているグループホームを見学したりして手探りで進めていきました。

　時には痛い目もみました。グループホーム開設に適していると紹介してもらった土地が、実はまわりの道路がみな個人の持ち物で、道路を通る際に1回ずつ使用料を支払わねばならないといった問題が浮上し、手付金100万円が飛んでいってしまったこともあります。また、認知症について

十分な知識が広がっていないころでしたので、いざ、グループホームを建てる段階になって周辺住民の方にごあいさつすると、「気が狂った老人がこの辺をウロウロされちゃ困る」といった意見も出され、住民の方々の理解を得ることも必要でした。

🌳 スタッフに相応の能力と根気が要求されるケア

○ 入居者がなかなか増えなかった開設当初

　開業からの数ヵ月、母は夜もよく眠れず、体重も減りました。それでも、自分のケアの場を持った母は、自分がこれまで蓄えていた臨床知を発揮し、新しいことを取り入れていきました。グループホーム1軒（1ユニット）の入居定員は9人ですが、開設したばかりのころは1人、2人と入居者が徐々にしか増えていかない状態。これではスタッフの正規雇用は無理でした。けれど、入居者が1人であっても24時間の暮らしを支えるのですから、マンパワーは必要です。家族で協力し、知人を介して非常勤のスタッフをお願いしました。

○ ある大みそかの心温まる思い出

　ある大みそかの夜、母・父・私と入居者のAさんで過ごしたことがあります。紅白歌合戦を見て、年越しそばを食べ、除夜の鐘を聞いていると、Aさんが「あ～、幸せ」と言い、私たちに向かって「万歳！　すばらしい夜に万歳！」とうれしそうに言ってくれました。Aさんは家では部屋で放尿し、もの盗られ妄想があり、共に暮らす家族に激しい怒りをぶつけていました。その方が、ソファに座り「北島三郎はいいですね～」とうっとりして穏やかに過ごしている様子を見ると、相手をよく観察して、相手の気持ちに添うよう丁寧にかかわることの醍醐味をあらためて感じました。

○「身を任せても大丈夫」と認識してもらえる喜び

　グループホームでは、スタッフが入居者と共に献立を考えて料理をつくり、食卓を共にし、洗い物をし、季節の行事を一緒に楽しみます。私は病院勤務を経験してきた看護師として、これまで患者の様子を24時間看てきた自負がありました。しかし、病院では食事の援助や環境整備はするものの、食事づくりや掃除は栄養課や掃除部門のスタッフが行っていました。家庭のなかでは料理や掃除もしますが、ケアとしてそれらを行うには相応の能力と根気が要求されることをグループホームのケアで感じます。

　アルツハイマー病の最重度といわれる95歳の女性は、発語が少なくなっ

たものの、笑顔で「ありがとう」「まあ、こりゃうれしいね」と話し、介助が必要ではありますが自分の足で歩いています。認知症の教科書では、この段階にある人は嚥下機能が低下して感情表現もできず、寝たきりになっていてもおかしくないはずです。

　また、ある入居者は、入居したばかりで不安が強い人に「大丈夫。この方に任せておけば間違いはないのよ」と優しく話していました。入居して約7年経つこの方も、高度の認知機能障害といわれていますが、立派に歩いて自分でご飯を食べ、豊かな感性を持っています。グループホームの生活で、私たちを「身を任せても大丈夫な人」と認識してくれているのはうれしいことでした。

　これはもう手前味噌ですが、地道なケアの賜物といってよいのではないかと思うのです。

●入居者・スタッフ共に人間関係の調整を大切に

　現在、当ホームには13人のスタッフがいます。このうち6人が看護師です。これはグループホームに在籍する看護師の数としては多いほうだと思います。みなホーム長である母の思いを理解してくれています。

　介護スタッフも、それぞれが豊富な経験を持っていて「入居者にとって一番よいことは何か？」を考える点では共通しています。

　もちろん、すべてがうまくいくわけではありません。小さなグループホームでは入居者と密接にかかわれる分、一度関係がこじれると逃げ場がなくなります。これはスタッフ間でもいえることです。

　いくら気の合う人同士でも、コンディションが悪いときもあります。こうした人間関係を調整していくことも、小さなグループホームでは必要とされます。

🌳 NPO法人なずなコミュニティを設立

●看護職が組織の枠を超えて活動するために

　母の事業を手伝いながら、「私も何かしよう」と考えました。臨床で地道にケアをやってきた母に対して、私は病院勤務の後、大学院に進学して看護教育の場に身を置き、またケアの現場に戻りました。看護学生時代から「もっと臨床と教育・研究が互いにつながることができないだろうか」という思いがあり、年齢と経験を重ねるうちにその思いは強くなっていました。

　昨今の看護界は専門看護師（CNS）や認定看護師が増え、専門知識や

新しい技術をより円滑に臨床に取り入れる土壌ができています。ただ、看護師は「病院」で働くことが多く、健康上のニーズはあるのに原因不明であったり、治療法がなかったりして入院できない人には、看護の手が届かない印象があります。

この現状に対して組織の枠を超えて活動できる方法はないかと考え、NPO法人「なずなコミュニティ」を立ち上げました。NPOでしたら、他の病院に所属する看護職も気軽に活動に参加することができます。

NPOは法人格を取得して活動するものと、法人格を取得せずに活動するものがあります。法人格を取得する場合は、自治体への申請書類提出、法人税の支払いなどの義務が生じます。

● デイサロンと「かかりつけナース」活動

NPO法人の名称「なずなコミュニティ」の「なずな」は春の七草で、別名ペンペン草です。荒れた土壌でも生育する強さを持ち、古くから高血圧や便秘、興奮を鎮めるといわれています。認知症に関する啓蒙活動をはじめ、自宅で暮らす高齢者や介護者に対し、「デイサロンなずな」でアロマやハーブを活用した"触れるケア"などでのストレス緩和ケアを実践したり、ケアスタッフの研修を行ったりしています。

また、地域の「かかりつけナース」として、ヘルスアセスメントをしながら健康相談に乗ったり、受診に付き添って医師にこれまでの症状を説明したり、その人に合ったケアを他職種や各種サービス担当者と検討する活動もしています。なにぶん非営利団体ですので、資金をどう確保するか？は大きな課題です。また、研究するにも大学や研究所ではないので助成金などを受けづらいという問題もあります。

けれど、母いわく「これからの看護界は、博士号を持つ看護師も地域に出てCNSと同様に"DNS（Doctor of Nursing Science）"とか、"DNP（Doctor of Nursing Practice）"という名称で、臨床の場で研究して実践につなげていけたら、助成金も夢じゃないかもよ」と言っています。確かに！　そうなればうれしいのですが……。

今後も、母とは看護師として意見を出し合いながら、看護の可能性を探りたいと思います。

Column

「村松静子のひとこと」

家族に激しい怒りをぶつけていた認知症利用者と過ごした大みそかの話には感動しました。その人が「あー、幸せ」と言ってくれたのは、心で心に対峙したからでしょうね。

グループホームせせらぎ／NPO法人 なずなコミュニティの概要

- 設　　立　2000年9月（グループホームせせらぎ）
　　　　　　2006年9月（NPO法人 なずなコミュニティ）
- スタッフ　13人
- 活動内容　認知症高齢者の24時間ケア、デイサロンの運営、かかりつけナースとしての活動、セミナー事業、看護研究の相談など

〒384-0061 長野県小諸市ひばりが丘 851-19
TEL 0267-26-5355
http://sky.geocities.jp/nazna06/
http://www.h3.dion.ne.jp/~seseragi（グループホームせせらぎ）

事例 15　認知症対応型通所介護・居宅介護支援・ナイトケア・ふれあい喫茶・元気な高齢者対象の昼食会

認知症高齢者に安心して地域で暮らし続けてほしい
― デイサービスなどに自主事業を加えて展開 ―

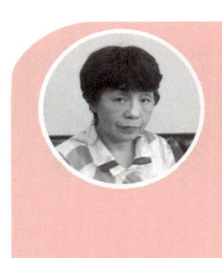

小野寺 アキ子 ●おのでら あきこ
NPO法人 第二のわが家
非常勤理事・元副理事長

Profile
1962年岩手県立盛岡高等看護学院卒業後、岩手県立中央病院などに39年間勤務。その後、特別養護老人ホーム内にあるデイサービスで1年間パートとして働き、介護施設の体験をする。2004年盛岡市指定介護事業所・NPO法人第二のわが家を開設。認知症対応型デイサービスでは盛岡市第1号となる。

ケアマネジャーと看護師の2人で開業

● 1人ひとりに寄り添った介護をめざしたい

　2013（平成25）年7月15日で、NPO法人「第二のわが家」を開設してから満9年経過しました。開設した2人は共に看護師であり、それぞれ介護現場、医療現場に長く携わってきました。

　開設前、理事長の熊谷由紀子は大規模福祉施設にケアマネジャーとして勤務し、介護の現状にかかわりながら、「十把一絡げの介護ではなく、もっと近くで寄り添って1人ひとりを大切にした介護はできないものだろうか」と考えていました。また、長い間、病院に勤務していた私・小野寺は、入院患者の「ここでは死にたくない、家に帰りたい」との叫びに近い悲痛な声を何度も聞いて身にしみていました。

　そのような思いを抱えるうちに、「入所でもなく入院でもなく、自分たちの住み慣れた地域で安心して暮らし続ける場をつくりたい。それは自分たちの老後のためにもなる」との思いが強くなってきました。そこで数カ所のケアハウスなどを視察しましたが、どの施設にも共通していたのは、

「食と住は満たされていてもどこか閑散としていてふれあいがない」ことで、ますます思いを強めていきました。

○「元気な高齢者対象の昼食会」からスタート

そして、お年寄りが集い、ふれあえる場所をまずはつくってみようと、2002（平成14）年に元気な高齢者を集めて昼食会「ひなたぼっこの会」をスタートしました。地域にある「老人憩いの家」の一室を借り、参加者には調理もしていただきます。1人暮らしのお年寄りも一緒になって、みんなでつくったご飯を「おいしい」と食べ、おしゃべりを楽しむ姿に、「このようなデイサービスをつくりたい」と背中を押されました。

居宅介護支援とデイサービスでスタート

○自治体の起業マネジメント講座の活用

そんな折に、岩手県盛岡市の盛岡地方振興局の「NPO起業マネジメント講座」が開講されました。早速、受講しながら居宅介護支援事業所とデイサービスセンター開設のための準備に没頭しました。行政への申請や手続きは自力で行いましたが、何度も書類を戻されて役所を往復し、足が棒になる日々でした。

デイサービスの建物は住宅地に普通の家のような外観で新築して、利用者が過ごしやすいように設計にも工夫しました。資金ゼロでのスタートなので、開設の資金は自分たちの退職金や貯蓄を取り崩し、創業・雇用助成金などで賄い、銀行からの借入はしませんでした。

開所前の説明会には、地元でもある町内から延べ100人の出席者がありました。アンケートには「近くにできて、とても頼りにしている」「何か役に立つことはありませんか」などの声が寄せられました。

○盛岡市初・認知症対応（単独）型のデイサービスを開設

そして、講座修了生では県内起業の第1号でNPO法人の認証を受け、2004（平成16）年7月15日に「第二のわが家」として、認知症対応型デイサービス「ほっとりほ～むデイサービスセンター」と「第二のわが家居宅介護支援事業所」を開所しました。"認知症

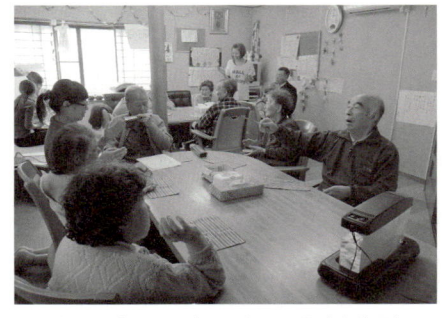

↑写真1　デイサービスで楽しく過ごす利用者

単独"のデイサービスとしては、盛岡市で第1号となりました（デイサービスで楽しく過ごす利用者：**写真1**）。

🌳 介護保険サービスと自主事業で高齢者を支える

●「ケアマネジャー＋看護師」で得られた信頼

　開所から4カ月過ぎたころからほぼ定員を満たす利用がありました。そして、近所から季節の野菜や釣った魚をいただいたり、時には玄関に山菜の入った袋が置いてあったり、地域の人たちからの差し入れが続きました。これは「地の利」も大きかったと思いますが「2人の持つ強み、ケアマネジャーと看護師であることから利用者・家族の安心感は根強かった」[*1]との評価にみられるような地域から寄せられた信頼の表れではないかと考えています。

*1 岩手県NPOの実態に関する調査研究報告書

● 昼食会／喫茶／デイサービス

　開設前から始めていた昼食会「ひなたぼっこの会」は自主事業として継続することにしました。70〜90歳の方が集まって月1回の開催です。デイサービスの調理員に食事の準備をしてもらい、参加者もエプロンをつけて手伝いに加わります。自宅では調理の機会を持てない方も、生き生きとお手伝いいただいています。熊谷と私が運営を担当し、送迎も行ってきました。

　さらに「ふれあい喫茶 わが家の味」もデイサービスを使って始めました。「わが家の味」はデイサービスでの喫茶サービス（お茶代200円）です。

　利用者がさらに増えたこともあり、2005（平成17）年12月に認知症対応型デイサービス「黒石野デイサービスセンター」を開設しました。

● ナイトケア（一時宿泊サービス）

　このころから「ナイトケア」を自主事業として始めています。これは、当事業所の利用者を夜間にもお預かりする一時宿泊サービスです。定員は1日4人、4日未満の利用で、1カ月の利用は15日以内と規定しています。要介護1の方の利用料が1泊3500円で、介護度が上がるごとに500円ずつ上がっていきます。夜間は「ナイトケア」で過ごし、翌日の昼間は「デイサービス」に参加していただくしくみです。

　デイサービス利用時にケアをしているスタッフが当直して対応するので、利用者は夜間もなじみの環境で過ごすことができます。特に初めて利用される場合は、その方に慣れている職員に当直してもらうなど、配慮をして

います。家族からも「助かる」と好評で、特に慶弔時や介護軽減などに利用していただいています。

私たちが大切にしていること

地域とのつながり

町内の敬老会ではスタッフによる踊りの出し物を、開所以来、毎年継続しており、好評です。

また、地域住民に認知症の理解を広げていくために、住民に呼びかけて自作自演の「介護劇」を行いました。内容は、「入れ歯がない」と探している認知症の利用者に声をかけたところ、「入れ歯は嫁がつけているんだ！」と言われたというもの。すぐに「違う」と否定するのではなく、「一緒に探すこと」で解決できるという対応方法を紹介し、似たような経験をしている介護家族からは拍手喝采でした（**写真2**）。「毎年やってくれ」との要望も多く寄せられています。

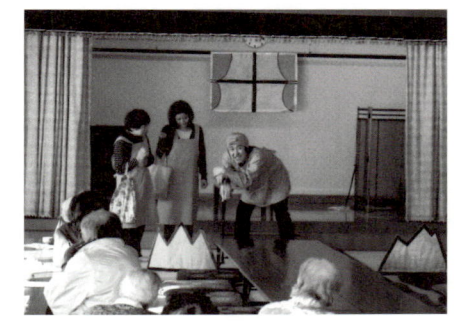

↑写真2　盛り上がった介護劇

家族同士の交流（家族会）

デイサービス開設後に、月1回の介護教室をスタートしました。家族同士で語るなかで、日ごろの介護の悩み、対応の仕方での苦労話に共感して、笑いあり涙ありの会が続きました。2008（平成20）年2月には家族の方が自主的に世話人となり、私どもの法人は事務局として会の企画に参加しています。「いちご会」という家族会で、3カ月に1回の定例会と毎月のお茶会を実施しています（**写真3**）。お茶会は、お互いの経験を話し合える「共感と感動の場」となっており、楽しみにしてくださる人が多く、利用者が他施設へ入所されたり、亡くなってからも参加されている家族もいらっしゃいます。

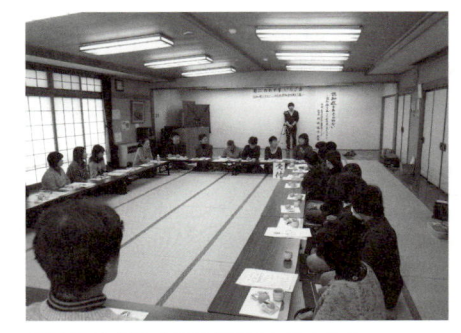

↑写真3　悩みや経験が語られる家族会

● 事例を丁寧に掘り下げる

　カンファレンスを毎日行い、看護職と介護職で一緒に事例検討を行っています。特に排泄の対応、失禁がある利用者の場合など、介護職と共に看護の知識を総動員して連携、検証しています。失禁する利用者が激減し、家族からは「デイサービスに行くと失禁がなくなる」という声が聞かれています。

● 「認知症」ではなく、丸ごと「その人」を見る

　「認知症」の症状は対応の工夫によって進行を抑えたり、改善したりできます。「丸ごとその人に向き合っていく」ことを基本に据えて、試行錯誤しながらの毎日です。

〔適した役割を見極める〕

　デイサービスでは「利用者1人ひとりの得手不得手を見極めて、その日の役割を持っていただく」ことを大切にしています。アセスメントを行い、その人ができることを見つけ、デイサービスのなかで役割（食事の準備・食器の片付け・洗濯物たたみなど）を持つことで「自分が役立っている」という思いを感じ、生きがいにつなげてもらえればという考えです。

　そして、どんなに重症の認知症の方でも、遠方に住んでいても頼りにしてくれる家族、ケアマネジャーの期待に応えることが、当事業所の使命だと思っています。

🌸 介護を通じて広がった視野

● 病院看護への自問自答

〔患者の"思い"を考えず走り回っていたのではないか〕

　介護にかかわるようになってから自分の考え方や見方が変わり、視野が広がりました。今までの「病院看護」のあり方や患者さんの対応について、自問自答するようになりました。看護師としての専門知識や技術はとても大切ですが、1人ひとりの思いを考えることもなく走り回っていた気がします。治療が功を奏して退院できたときは「少しは役に立ったかな」と思いました。しかし、予後不良の患者さんには何もできず（せず）、無力感をずっと持っていました。

〔認知症の方から学び、ケアできることに感謝〕

　現在は、かけがえのない1人ひとりの限りある時間の一瞬一瞬を、「楽しかった」「来てよかった」「生きててよかった」と思っていただける居場

所を大切にしています。そして、ここで出会えた認知症の利用者から学ぶことが多く、ケアできることに感謝しています。

● 高齢者をひとりぼっちにしないサロンをつくりたい

　かつて、地域の先輩たちのあいだでは、常に隣近所との交流があり、漬物自慢をしながらお茶飲みをしていたものでした。時代は大きく変わり、今では「隣は何をする人ぞ」というのが社会的風潮になってきています。

　そこで、行政の対応を待つのではなく、地域住民（子どもからお年寄りまで）が集えるサロンのようなものが必要だと思っています。しかし、現在の事業所は地域の人が集う"居場所"として活用するには手狭です。土地を求めるなどしてこうしたサロンが開設できればと模索・検討中です。

　高齢地域なので「高齢者をひとりぼっちにしない」ためにも、ふらっと来てお茶を飲みながら雑談して帰る、普段来る人が来ないときには様子を見に行く、また健康相談などにも応えるなど、地域の人たちが必要としていることへ手伝いができる、民生委員とネットワークをつくってつないでいける――そんなサロンがあれば、住み慣れた場所で暮らし続けていくためにも役立つのではないかと思っています。課題はさまざまありますが、乗り越えていきたいと願います。

Column 「村松静子のひとこと」

　認知症対応型デイサービスのほか、ナイトケアなどの自主事業を行っているのですね。自作自演の介護劇で認知症への理解を広げたり、家族同士が語り合う介護教室を企画したりと、「共感と感動の場」をつくっている取り組みもすばらしい！

NPO法人 第二のわが家の概要

- スタッフ　27人（看護職2人、介護職14人、ケアマネジャー2人、調理員4人、運転手4人、事務員1人）
- 事業内容
  ①認知症対応型デイサービス（2事業所：利用者定員12人、利用者数67人、利用率10.6人）
  ②居宅介護支援事業所
  ③自主事業
  　・ふれあい喫茶「わが家の味」
  　・元気な高齢者の昼食会「ひなたぼっこの会」
  　・ナイトケア（一時宿泊サービス。なじみの利用者に限定）
  　・家族会「いちご会」（家族間の交流・情報交換、認知症を理解するための研修や広報活動）

〒020-0004 岩手県盛岡市山岸4-18-19
TEL 019-665-3350
http://www.k4.dion.ne.jp/~wagaya2/

事例 16 ● 訪問看護・ショートステイ

利用者の活動の原動力になるケアを提供したい
― 開業・経営の鍵は "ヒト・ヒト・ヒト" ―

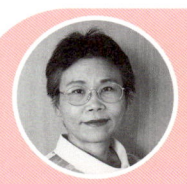

原田 典子 はらだ のりこ
原田訪問看護センター　代表
コミュニティプレイス生きいき　施設長
訪問看護認定看護師

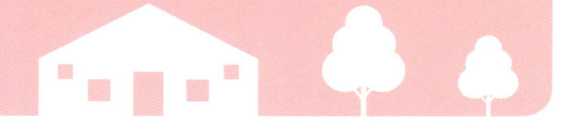

Profile

1977年国立刀根山病院附属看護学校卒業後、山口県立総合医療センターで10年間勤務（混合病棟・OP室・ICU）。1994年から訪問看護に従事し、2005年7月有限会社原田訪問看護センターを開業、2012年5月にはショートステイ コミュニティプレイス生きいきを20床単独で開設、代表取締役に。この間、1999年ミシガン州立大学老年学地域ネットワーク作り研修や09年オーストラリア北部シドニー地域医療研修などに参加し自己研鑽に努める。訪問看護認定看護師。認知症ケア上級専門士・介護支援専門員の資格も持つ。日本ALS協会山口県支部役員、山口県難病・高齢者生活支援ネットワーク会長。

　「開業」というと、どなたも「すごいですねー」と言われるのはなぜなのでしょうか？　ぜひ、みなさん考えてみてください。きっと、「自分には到底できないこと」と決めつけているからではないでしょうか？　それが違うんですよね。ここでは私の経験のなかから"誰でも気軽に開業できる"お話をさせていただきます。

🌳 "自分のやりたい看護"を実現するために

● 医療法人立と看護協会立での経験

　私もかつては、医療法人立と看護協会立の訪問看護ステーション（以下、ステーション）で通算10年、訪問看護をしました。これはとてもよい経験でした。
　医療法人立では経営管理の三大要素「ヒト・モノ・おカネ」の「おカネ（お金）」について学びました。お金を儲けるには「訪問看護の質にこだわることが重要」であることに気づかされました。次の看護協会立では「人」

がすべてであり、スタッフは事業所の財産であることを学びました。

　訪問看護事業は、事業所の従事者は平均4.7人といわれる小規模事業です。もし母体を持つステーションであれば、その組織の中で力を持つには、まず"黒字"をめざさなければなりません。黒字であるからこそ、経営者に提言や事業所改革への意見が言えます。

利用者を増やすことで黒字と人脈を生む

　しかし、なかには、スタッフの賃金を安くして「黒字である」と言っている訪問看護事業所があるようです。それは論外です。利用者が増加することで黒字にならなければなりません。利用者が増加すると、いろいろな方とのふれあいや連携が盛んになり、おのずと人脈（人と人とのつながり）ができてくるものです。そうなれば、もっと"利用者の生活の質が向上するための、いろいろなしくみ"がつくれるはずです。

"雇われ"から"開業"訪問看護師へ

保険内でできないことを自分でやる

　訪問看護ステーションは、現状では保険内のケアでとどまっている組織が多いでしょう。しかし、スタッフ教育も含め、利用者の生活の質を向上させるためのいろいろなしくみづくりを、組織として支援するためには保険内では限界があります。では、どうするか？　自分でやることです。それが"開業"です。

　私が勤めていたところはよい組織だったのですが、保険内のケアの限界を感じるようになりました。そして、自分のやりたいこと、つまり「保険内にとどまらず、利用者の活動の原動力になるケアやディマンズをかなえるケアと教育」を、同じ思いがある看護師みんなで可能にしたかったのです。それを実現するために、"雇われ"訪問看護師から"開業"訪問看護師に転職しただけです。

人脈をつくれば誰でも開業できる

　ここで必要だったのは「勇気」と「きっかけ」でした。勇気もきっかけも、それまでにできた人脈の方たちが与えてくれました。人からさまざまな影響を受けることは、すべての方が経験しているでしょう。「人を大切にした日々を送ること」が開業成功の秘訣です。人脈をつくることができれば、あとは誰にでも開業はできることなのです。

開業にあたって準備した「ヒト・モノ・おカネ」

最低限の運営資金とモノ

〔事務所の準備金と2カ月分の職員給与金〕

「カネは天下のまわりもの」と昔から言われているように、「金銭は1人のところにとどまってはいない。貧富は固定したものではない」のです。私の持論は「質の高いケアを提供するところは必ず利用者が増える」です。利用者が増えれば必ず利益も上がります。ですから、開業するにあたっては、とりあえず最低の運営資金を用意すればいい。それは、事務所の準備金と2カ月分の職員給与金です。

〔人脈に助けられる〕

私の場合は金融公庫でお金を借りました。前述した人脈が返済を助けてくれました。そして「モノ」である建物や訪問看護のためのいろいろな準備も、人脈が合体し、さまざまな方に助けていただきました。

最も大切なのは一丸となれる「ヒト」

一番大切な準備は「ヒト」です。スタッフの力量や訪問看護に対する考え方、仕事に対する姿勢がしっかりした人たちと事業を始めることです。母体のない"開業訪問看護"は、開業当初に提供するケアの評価がその後の経営や存続に非常に重要になってきます。全員が一丸となって事業展開をしていくことが必要です。だから「ヒトが財産」なのです。

あなたのまわりに、訪問看護に対して、あなたと同じような考えを持っている人は必ずいます。仕事に対する姿勢もしっかりした人が必ずいます。2.5人集まれば勇気全開！　開業に向けてレッツ・ゴー！

訪問看護事業の経営安定化のポイント

どんなことがあっても中心は「利用者」

私は、誰が見ても大雑把な人種です。よい意味で"いい加減"が大好きな人です。

しかし、絶対に譲れないことがあります。それは「いつ・どこで・どんなことがあっても利用者が中心」であることです。これは訪問看護師なら、みなさん実行しているつもりでも、できていないことがよくあるのです。

たとえば、「Aさん、あなたに○○は無理ですよ」に、似たような言葉

を聞いたり、言ったりしたことはありませんか？　現実とはあまりにもかけ離れた希望をAさんが持たれた場合、つい、このようなことを言っていませんか？　それは、Aさんの立場で考えてみると、非常にショックな言葉ではないでしょうか。ケア提供者が自分中心に考えていることがよくわかる言葉ともいえるでしょう。

　そこで、訪問看護師は「希望に向けて少しでも前向きに生きていけるようにかかわることが重要」です。利用者が生きる希望・生活する毎日の望みを失わないように、どのような訪問看護を提供するかにかかっています。

● 人材の育成と人脈の拡大：人がすべて

〔経営者として〕

　訪問看護事業を開業して、順調に経営していくための三大要素を、私は「ヒト・モノ・おカネ」ではなく、「ヒト・ヒト・ヒト」と考えています。この事業は「人がすべてである」からです。だから、人を育て管理することが重要で、それがうまくいけば経営も安定します。

　訪問看護師は"自分"が商品です。そして私のところでは"自分"という商品を磨いてもらうために、研修参加などにかなりのお金と時間を使っています。

　また、経営の安定化のためには、前述した"人脈"がとても重要です。これも「ヒト」なのです。医師やケアマネジャーたちは、利用者の紹介をしてくれるだけでなく、多方面からの支援をしてくれます。利用者の方も、ご自身でほかの利用者に訪問看護を広めてくれることが多く、新規のケースにつながります。

〔人として〕

　このように、人脈は関係者間だけでなく、利用してくださった方々との間にもつくっていくことが大切です。これは、経営の視点だけではなく、"人"としても大切なことです。

　たとえば、在宅での看取りで訪問看護が終了後、残されたご家族とのお付き合いなどは、苦労を共にした人同士の関係が築けていて、大変人間くさいものになります。それらは、スタッフを"人"として成長させてくれています。

利用者の活動の原動力となるケアを自負

　ここで「原田訪問看護センター」について、簡単にご紹介しましょう。2005（平成17）年7月、看護師6人で訪問看護事業を有限会社で開業し、そのとき居宅介護支援事業も立ち上げました。2013（平成25）年10月

現在、看護師11人（常勤換算：10.6人）、作業療法士3人、事務員1人のスタッフで、約160人の利用者をケアしています。利用者の内訳は、介護保険6割・医療保険4割です。

当センターは、"利用者の活動の原動力になるケアやディマンズをかなえていけるケア"を行っていると自負しています。たとえば、こんなこともありました。

○ スタッフが一丸となり企画・実施

〔ベッドサイドの結婚式〕

利用者のBさんは要介護4で、ほぼ寝たきりの男性です。実はBさんは奥さまと結婚式を挙げていませんでした。訪問するなかで、その話が出て、当センターのスタッフは「みんなで結婚式を挙げようよ」と話し合い、Bさんご夫妻に提案しました。ご夫妻はとても喜ばれ、結婚式を挙げることになりました。結婚式当日、美しいウエディングドレス姿の奥さまがベッドサイドに寄り添った（**写真1**）とき、Bさんは照れながらもしっかり奥さまを見つめました。スタッフ、そして在宅主治医も集まり、みんなでにぎやかにお祝いしました（**写真2**）。

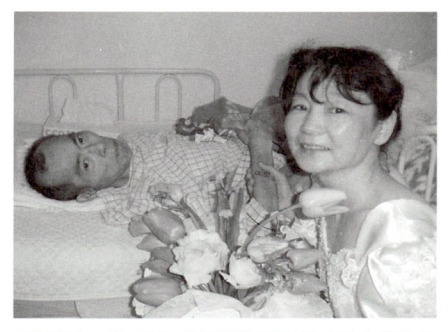

↑**写真1** ベッドサイドで寄り添うBさんと奥さま

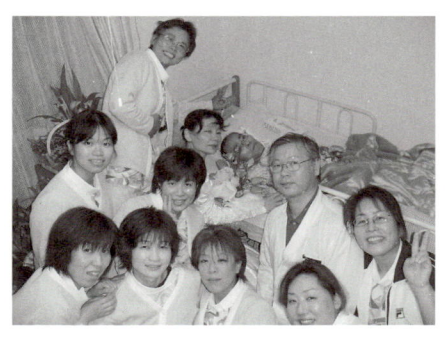

↑**写真2** ご夫妻のもとに集うスタッフと在宅主治医（奥が筆者）

〔思い出づくり：最後のコンサート〕

骨肉腫の30歳の利用者さんはとても音楽好き。思い出づくりのため、クリスマスに最後のコンサートを自宅で実現しました（**写真3**）。10分程度でしたが、レスキュー薬を使って身体状況を調整し、よい時間が保てるようにしました。1週間後、お迎えがまいりました。

〔花見〕

花見はなかなか家から出ようと

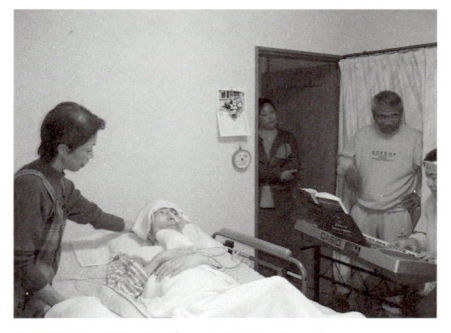

↑**写真3** 思い出づくりのコンサート

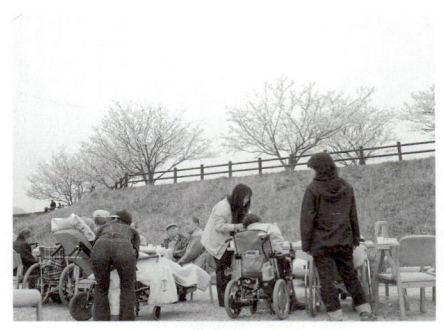

↑**写真4** 外出への動機づけともなる花見

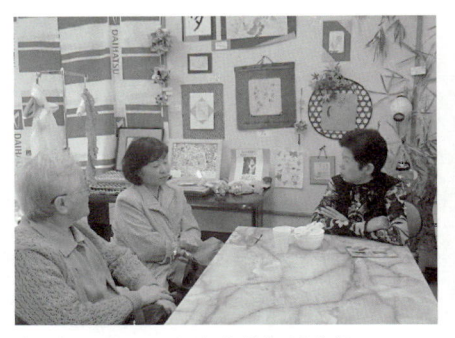

↑**写真5** おしゃべりに花が咲く文化祭

されない、たとえばALS（筋萎縮性側索硬化症）などの利用者の外出への動機づけのために始めました（**写真4**）。当時は療養通所介護などなく、まったくのボランティアです。この花見への参加がきっかけとなり、外出やデイサービスにつながった方もたくさんいらっしゃいます。

〔文化祭〕

　利用者さんはいろいろな才能をお持ちです。その才能のお披露目の場が文化祭です。つくられた物の展示や、カラオケでは自慢のノドを。おしゃべりが好きな方のお話には花が咲いたりするんです（**写真5**）。ご遺族がボランティアに駆けつけてくださいました。よく見る普通の文化祭です。

　これらはいずれもスタッフが発案し、綿密に計画して全員で参加したものです。すべて、スタッフが企画し、一丸となって実施するところに意義があります。スタッフも利用者さんもとても楽しんで生き生きするのです。この充実感や満足感は、日々の訪問看護にすべて生きてきます。スタッフも利用者・家族もみんな頑張れるんです。

●本当に、開業してよかった

〔利用者の思いがタイムリーに実現できる〕

　私は、スタッフと事例についてディスカッションをし、スタッフの成長を見ながら訪問看護事業をすることがとにかく楽しくなりました。訪問看護を通してみんなが"ひとつ"になれます。利用者の「思いの実現化」をタイムリーに行うことができます。今までかかわった方や今かかわっている方が、関係者も利用者も関係なく、私たちが「開業」していることの意味を理解されると、真剣に支援してくださるんです。

〔継続の大変さを知ればこその挑戦〕

　「開業」は気軽にできますが、「継続」は気楽にはできません。自分たちのケアや連携の場面でのすべての行為がすぐに評判につながり、利用者の増減に影響します。まったく悪気がないことでも容赦なし。だからこそ、

常に新鮮でマンネリ化せず質の高いケアに限りなく挑戦できるのだと考えています。本当に「開業してよかった」と思っています。

🌳 2012年ショートステイ施設を開設

● 障害者（児）も高齢者も泊まれる

　訪問看護をしていて思っていたことがあります。障害の重い方（児）や人工呼吸器装着・医療処置行為のある方が、生活の延長線上で泊まることができるショートステイ施設についてです。家族も安心して預けられ、ご本人も喜んで泊まることで元気になり、「生きいき」を取り戻せるショートステイ施設が必要という思いでした。

　何事も「できるか、できないか」ではなく「するか、しないか」です。そこで、2012（平成24）年5月にショートステイ施設を自分で創りました。障害者（児）と高齢者のどちらも泊まることができる施設です。両者のコラボレーションは、高齢者にとっては、いたわりや慈愛の気持ちを思い出させると同時に、「自分も頑張らなくては」と"生きる意欲"を取り戻し、障害者（児）においては、「また行きたい、児を預けたい」と思っていただけるのです。

● 地域の「コミュニティプレイス」として展開

　私は、2008（平成20）年に訪問看護認定看護師の資格を取りました。認定看護師の役割でもある地域貢献として、この施設をショートステイ事業だけではなく、地域に開けた「コミュニティプレイス」として創っていこうと考えています。

　「儲け」が目的で開業する看護師の話は耳にしません。ただ、途中から儲けが主体に変わる方もおられるようです。赤字続きの経営は考え直さなくてはいけませんが、初心を忘れないように事業を継続してほしいと思います。開業は経営を考えなくてはいけませんが、思いがなくては継続できません。士気を高く持ち開業することが、人の優しさやあたたかさをこれまで以上に感じることができる秘訣です。

Column

「村松静子のひとこと」

　スタッフ1人ひとりを大事にし、「スタッフが一丸となる」ことを旗印に、原田さんが力強いリーダーシップを発揮されていることが伝わってきます。そのことが「利用者の思いの実現化」と「みんなの生き生き」につながると信じしっかり実践されていること、"質の高い挑戦"を継続する姿勢、見事です。

原田訪問看護センターの概要

- 開　　設　2005年7月
- スタッフ　15人（内訳は本文参照）
- 利用者数　約160人

〒747-0024　山口県防府市国衙 5-9-27
TEL 0835-25-4774
（コミュニティプレイス生きいき　TEL 0835-25-4780）
haradahoumonkango@tulip.ocn.ne.jp（メール：原田訪問看護センター）
comyupre@sirius.ocn.ne.jp（メール：コミュニティプレイス生きいき）

第4章

起業の実際③
新たなサービスの創造編

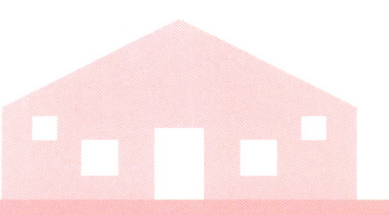

事例 **17** ・予防医療ビジネス（自己採血による健康診断）・訪問看護

"健診弱者"を救い 医療業界変革の担い手に
― 自己採血の"ワンコイン健診"を開業して ―

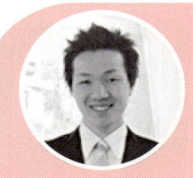

川添　高志　かわぞえ　たかし
ケアプロ 株式会社　代表取締役社長
看護師／保健師

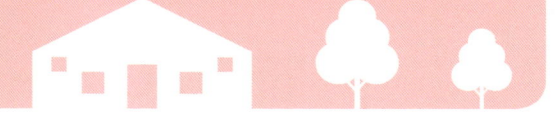

Profile

1982年神奈川県生まれ。2005年慶應義塾大学看護医療学部看護学科卒業。在学中より2006年3月まで経営コンサルティング会社に勤務。同年4月から東京大学医学部附属病院で看護師として糖尿病教育に従事。同病院勤務と並行して東京大学医療政策人材養成講座を受講中に事業計画としてまとめたものが、同講座優秀成果物特賞を受賞。2007年10月、同病院を退職し、さらに事業計画をブラッシュアップ。同年11月、慶應義塾大学SFC Entrepreneur Awardで"The best new markets award"を受賞、12月にケアプロ株式会社を設立。NEC社会起業塾7期生。現在、慶應義塾大学KIEPより支援を受ける。

病棟勤務で感じた予防医療の必要性

● 500円から気軽に受けられる健康診断

　私は2008（平成20）年11月に東京・JR中野駅近くに「ワンコイン健診ショップケアプロ」（以下：ケアプロ）を開業しました。ケアプロでは、血液検査により「血糖値」「総コレステロール」「中性脂肪」などを500円から検査できます。指先または手のひらからの自己採血により、5分程度で検査結果を知ることができ、携帯サイトやウェブサイトでも結果が確認できます（図1）。

　私が現在の「血液検査」事業の構想を得たのは、病院の糖代謝・腎臓内分泌病棟に看護師として勤務するなかで、「安価で気軽な健康診断システム」の必要性を感じたからです。

図1　「ワンコイン健診」の検査手順

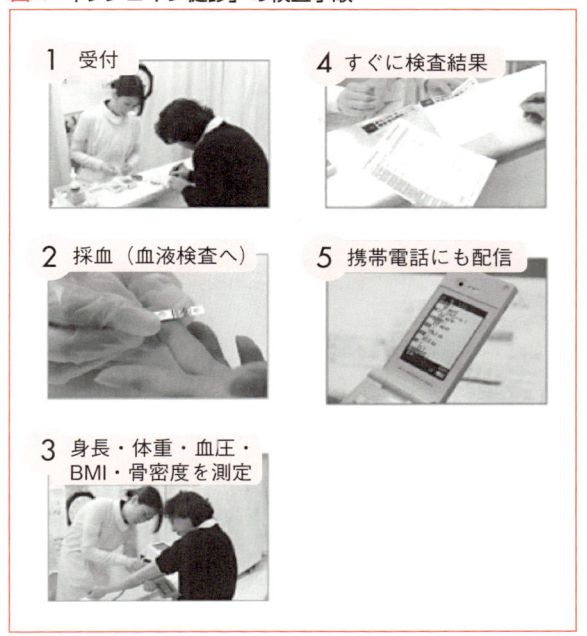

1　受付
2　採血（血液検査へ）
3　身長・体重・血圧・BMI・骨密度を測定
4　すぐに検査結果
5　携帯電話にも配信

● "健診弱者"の病気を防ぐ

　生活習慣病予防の第一歩は、健康診断を受けることです。しかし、フリーター・自営業者・主婦など健診料が自己負担となる人のなかには、長期にわたって健康診断を受けていない人が多く存在しています。そして、気づいたときには糖尿病の重度の合併症を発症していることもあります。

　医療機関で受ける健康診断では、健康保険が適用されません。会社に勤務していれば定期的に健康診断を受けられますが、自発的に健康診断を受けなければならない人は、費用の高い健康診断を避け、また、忙しさのなかで忘れてしまうことも多いのです。このような方々を"健診弱者"ととらえ、健診弱者が病気になることを防ぐため、身体の状態をセルフチェックするための「ワンコイン健診」を考案しました（図2：p.142）。

起業のきっかけは祖父の闘病生活

● 医療を経営・制度面から変える必要がある

　そもそも、私が医療や高齢者介護に関心を持ったきっかけは祖父の闘病生活でした。これをきっかけに高校生のとき老人ホームでボランティアを経験しましたが、実際の介護の現場では、ショックなことがありました。

図2　サービスの特長と検査メニュー

ワンコイン健診サービスの3つの特長	早い ・予約不要！ ・結果はその場で、最短1分でわかる！ 安い ・健康保険証は不要！ ・1項目たったの500円（ワンコイン）、セットならさらにおトク！ 安心 ・医療機関でも使用されている信頼性の高い検査機器を使用！ ・採血時は看護師がしっかり対応！ ・検査に使用する針・試薬はすべて使い捨てで衛生的！

基本メニュー	①血糖値（糖尿病検査）	500円
	②総コレステロール（動脈硬化の検査）	500円
	③中性脂肪（動脈硬化の検査）	500円
	④身長・体重・BMI・骨密度・血圧	500円
	⑤ヘモグロビンA1c（糖尿病検査）	1000円
	⑥肺年齢測定	500円

セットメニュー	・血糖値4項目セット（基本メニューの①〜④）	1500円
	・A1c 4項目セット（基本メニューの②〜⑤）	2000円
	・メタボ血液セット 　（血糖値・中性脂肪・HDL）	1500円
	・脂質血液セット 　（LDL・HDL・総コレステロール・中性脂肪）	1500円

　それは入浴介助の際のこと。介護スタッフは2人で約20人の入浴を行っており、入所者は石鹸の泡を洗い流さないままお風呂から上がり、体が濡れたまま服を着せられていたのです。人手が足りないのだと感じ、「介護スタッフを増員できないのか」と聞くと、「スタッフの増員は経営的に難しい」と言われました。

　そのときに、日本の医療・介護の問題には、介護にかかる費用や介護保険など、経営や制度などが大きく関係していることを知りました。「日本の医療を経営や制度の面から変える必要がある」と考えた私は、「医療経営」と「医療現場」の両方の勉強をすることを決心し、慶應義塾大学看護医療学部に進みました。

在学中から「医療経営」の研鑽を積む

　大学では勉学に励むとともに、在学中から積極的に研鑽（けんさん）を積みました。大学3・4年時の夏休みには、アメリカ・ミネソタ州にある総合病院「メイヨー・クリニック」へ研修に行き、"ナース・プラクティショナー"の存在を知りました。ナース・プラクティショナーは、初期症状の診断、処方、投薬をすることができ、小売店「ウォルマート」やドラッグストアでも診察を行っています。保険を使わず、気軽に低料金で医療サービスを受けられるしくみにも目をみはりました。

　大学4年生からは、医療経営を学ぶために、週に6日、医療経営のコンサルティング会社に勤務しました。大学卒業後も医療経営の勉強を続けるため、そのまま就職して1年間働きました。その間に、病院の事業計画の策定、病院のデューデリジェンス[*1]、電子カルテシステムの導入プロ

*1　投資などを行う際に、対象会社あるいは事業などの実態から問題点の有無を把握するために行う調査のこと

ジェクト等を経験しました。

●現場の実践から血液検査事業を考案

その後は、医療現場で実践を積みました。「アメリカのウォルマートで見たインストア・クリニックのような予防医療ビジネスがしたい」と思っていましたが、「自分でビジネスを始める前に、医療現場で必要とされていることを知る必要がある」と考えたからです。

そこで、東京大学医学部附属病院の糖代謝・腎臓内分泌病棟に看護師として1年7ヵ月間勤務しました。病棟の患者の多くは、中高年者・若いフリーター・自営業者・主婦でした。糖尿病になる前の健康診断で「血糖値が高い」と言われた人もいましたが、「何年も健康診断を受けておらず、気づいたら糖尿病になっていた」というケースも多かったのです。「そのような人が自分の体の状態を知る機会を増やすことはできないだろうか。コンビニエンスな健康診断ができるしくみが必要だ」と感じました。

〔大学の講座でまとめた計画書〕

病院勤務と並行して東京大学医療政策人材養成講座を受講し、その成果物として作成したのが、現在の血液検査事業の事業計画書です。生活習慣病が、わが国の医療費の3割、死因の7割を占めている現状から、医療費削減などの面からも医療政策的な意義が大きいということで、優秀成果物特賞をいただきました。

また、病院の患者にそのサービス内容を話すと、「ぜひ、実現してほしい」と期待を寄せられました。

●立ちはだかった課題：採血を誰が行うか

しかし血液検査ビジネスの実現には、法的にむずかしい課題がありました。それは、「第三者による採血は医療行為に当たり、看護師が採血する場合には、医師による指示が欠かせない」という問題でした。

私が構想する"安価な健康診断"事業では、人件費の高い医師を雇い入れることは困難です。そこで、利用者自身が採血を行う「自己採血」という方法を採用することにしました。自己採血なら「医療行為」には当たりません。糖尿病患者が自己血糖測定に使用する小指大の使い捨て針が内蔵された検査器で、指先あるいは手のひらから自己採血してもらうという方法を考えました。

会社を設立、事業をスタート

身の丈に合った規模で起業

〔資本金は貯金を充当〕

　2007（平成19）年12月、「ケアプロ株式会社」を設立しました（**図3**）。資本金1000万円には、事業を始めるために学生時代から貯めたお金を充てました。出資を受けることも考えましたが、まずは身の丈に合った経営をしたいと思いました。

〔システムの開発、特許申請など〕

　それから開業までの準備期間の1年間には、まず、携帯電話やパソコンから検査結果を見られるシステムを設計・開発し、検査機器の購入、ニーズ調査、ビジネスモデル特許の申請等を行いました。

〔店舗は若者の多い場所を選定〕

　次に店舗の場所探しを始め、東京・JR中野駅から徒歩3分に立地し、いわゆる"オタクショップ"が多く入っている商業施設「中野ブロードウェイ」に出店を決め、パチンコ景品交換所の跡地の4坪のスペースを借りることができました。中野区は東京23区内で人口密度が2番目に高く、若者が多い場所なので、事業には適していると判断しました。

店舗経営のほか出張サービスも

　2008（平成20）年11月、「ケアプロ中野店」をオープン。マスコミ報道、利用者の口コミなどで来客数が増えました。顧客は、1年以上健診を受けていない方が8割で、異常値が出る割合が3割、東京都内在住が7割（中野区内は2割）、電車で1時間圏内（神奈川・千葉・埼玉）在住が2割を

図3　起業の図式

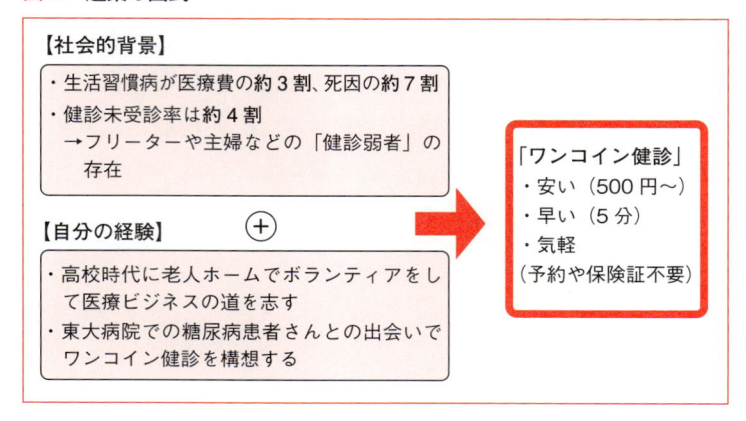

【社会的背景】
・生活習慣病が医療費の約3割、死因の約7割
・健診未受診率は約4割
　→フリーターや主婦などの「健診弱者」の存在

【自分の経験】
・高校時代に老人ホームでボランティアをして医療ビジネスの道を志す
・東大病院での糖尿病患者さんとの出会いでワンコイン健診を構想する

→「ワンコイン健診」
・安い（500円〜）
・早い（5分）
・気軽
（予約や保険証不要）

占めます。

　この「ケアプロ中野店」のような店舗運営のほか、スポーツクラブやパチンコ店などへの出張サービスも始め、すでに全国で2500回以上の出張を行いました。そして開業1年で利用者数は1万人を突破しました。

　現在、職員43人（うちパートタイムの看護師30人）です。関西や九州にもケアプロの看護師がおり、家事や育児の合間に働ける仕事として、潜在看護師の活用になっています。

予防医療ビジネスで医療業界を変えたい

　予防医療ビジネスを立ち上げることによって、予防医療に対する価値観を大きく変えていきたい。「病気になったら医師にかかればいい」「薬を飲めばいい」という発想の方が多いのですが、医療の価値観が病気になってからの対処に傾きすぎていると思うのです。

　"病気になってからの対処"には正直なところ、お金がかかります。人間の自然治癒力を最大限に生かした予防医療に力を入れることで、医療費という国家財源からの出費を節約することにもつながります。

　たとえば血液透析治療を行うと、患者1人で年間600万円くらいかかり、生活保護を受けている人の場合、その治療費はすべて税金で賄われます。一方、三度の食事に気をつけ、運動して生活習慣病を予防することには、あまりお金はかかりません。治療を受ける人が増えて医療費を多く使い、社会保険をパンクさせるよりも、予防医療のしくみをつくり、保険財源の枯渇を防ぐことが大切です。

　ワンコイン健診という形で始まったばかりの挑戦。日本の医療業界を新しい方向に変えていく担い手になりたい。それが私の目標です。

24時間365日対応の訪問看護も開始

● 被災地支援をきっかけに

　ケアプロでは、新しい事業として24時間365日対応の訪問看護ステーションも開始しました。

　きっかけは、被災地支援でした。被災地で活動を続けているなか、「"仮設孤独死"宮城で2人」という河北新報の記事（2011年7月16日付）を見て、息をのみました。石巻の小学校や中学校で、独りで避難していた高齢者の方々の顔が思い浮かびました。"独りで大丈夫だろうか？"と。

　一方で、この課題は、日本全体において大きな課題であることを再認識

させられました。2020（平成32）年に死亡すると見込まれる140万人のうち、看取り場所がない"看取難民"が約30万人と試算されています。つまり、被災地で起きていることは、超高齢化が進む、将来の日本全体の縮図であり、私たちは、被災地の教訓から「10年後20年後の日本をこのような状態にしてはいけない」と心に誓ったのです。

若手・新卒看護師の教育プログラムを開発

ただ、課題は大きい。訪問看護の利用者は、2012（平成24）年現在で約38万6000人。10年前の23万7000人と比べ、約15万人増えています。一方で、訪問看護ステーションで働く看護師は、2010（平成22）年で約3万人で、10年前と比べ約4000人程度しか増えていません。

また、訪問看護ステーションの絶対数が足りないだけでなく、「夜間や土日祝日に対応できるステーション」が全体の1割程度しかないこともわかりました。

そして、私たちは「看護師としてどうしたらよいのか」と悩んだ末、24時間365日対応の「ケアプロ訪問看護ステーション東京」を立ち上げることを決意し、2013（平成25）年5月から営業を開始しました。ベテラン訪問看護師もいますが、夜間や土日も働ける若手を多く採用しました。そして、若手が働きやすいような教育プログラムの開発を行いました。また、営業開始前の4月からは新卒看護師が入社したため、新卒教育プログラムも開発しました。

まだまだ、取り組みは始まったばかりですが、福岡や鹿児島、沖縄、愛知など、地方出身の20代看護師が参画し、地方展開の準備も開始しています。

Column

「村松静子のひとこと」

　高校生のときに「日本の医療を経営や制度の面から変える必要がある」と感じたことが起業のきっかけ。法の壁をクリアしながら予防医療ビジネス「ワンコイン健診」を立ち上げた、その意気込みは立派だと思う。若い力に期待したいですね。

ケアプロ中野店の概要

- 設置主体　ケアプロ 株式会社
- 開　　設　2008年11月
- スタッフ　看護師33人、営業10人
- 営業時間　10：00～13：00、14：00～17：00　水曜定休・年末年始休
- 関連事業　血液検査事業（血液検査の出張サービス・店舗開発・検査機器や医療材料等の供給）、広告媒体事業（健康食品等の広告媒体提供・看護師のサンプリング）、情報システム事業（統計データの提供・モニター調査）、人材事業（特定保健指導のアウトソーシング）

〒164-0001 東京都中野区中野 5-52-15　中野ブロードウェイ 1 階 107
TEL 03-5942-8982
http://carepro.co.jp/

事例 18 ・医療・看護・介護用品の開発・販売

医療現場をホスピタリティあふれる空間にしたい
― 商工会議所の起業セミナー受講を経て開業 ―

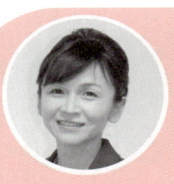

山本 典子 やまもと のりこ
株式会社 メディディア 医療デザイン研究所
代表取締役
看護師／救急救命士／保育士／
福祉住環境コーディネーター

Profile

京都市生まれ。大津市民病院付属看護専門学校を卒業後、同院に勤務。脳神経外科・内科・伝染病病棟を経て、京都洛和会音羽病院に転職し、ICU/CCU・小児科救急外来勤務。救急救命士の資格取得。結婚のため退職後、4人の子どもを育てる専業主婦に。2000年夫の郷里である福井県に引っ越し、2001年に福井県済生会病院で耳鼻咽喉科・眼科・小児科勤務。保育士資格取得。看護師の仕事をしながら「医療用サージカルテープカッター きるる」を開発、株式会社メディディア 医療デザイン研究所を立ち上げる。グッドデザイン賞などを多数受賞。2008年に病院を退職し、会社の仕事に専念。福祉住環境コーディネーター2級取得。2010年「div stand フィール」を開発。キッズデザイン賞とグッドデザイン賞受賞。2011年より小児科医会からの依頼で福井県こども急患センターに休日夜間のみ勤務。

始まりはサージカルテープカッターの開発

● 看護師の仕事のなかからアイデアが

　株式会社メディディアは起業から7年が経ちました。現在は「医療用サージカルテープカッター きるる」（以下、きるる）と「div stand フィール」（**写真1・2**）の販売を行っています。

　「きるる」を開発したきっかけは、看護師として働くなかで、サージカルテープの側面に付くホコリが気になり、「誰かケースをつくってくれないか？」と考えたことです。当時勤務していた病院の小児科部長に相談をしたところ、「商工会議所に相談してみては？」とアドバイスされました。早速、知り合いだった商工会議所の方に連絡をとったところ、インキュベーション*1 マネジャーを紹介され、その日のうちに「自分でつくってみて

*1 新規に事業を起こす支援をすること

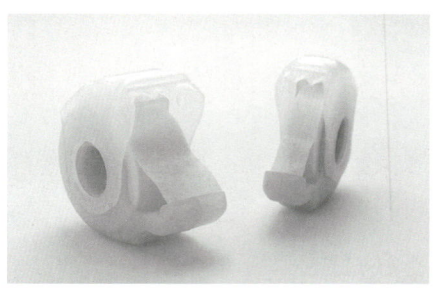

↑ 写真1　医療用サージカルテープカッター　きるる　　↑ 写真2　div stand フィール（中央手前）

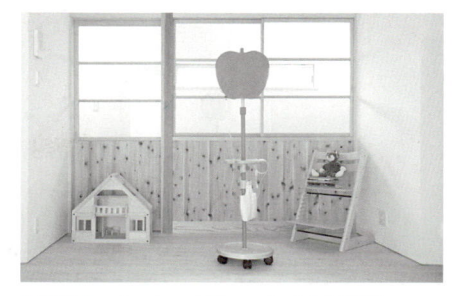

は？」と勧められて商品開発が決定しました。

知っていたら踏み入れなかった道へ

　ただの看護師でビジネスを知らず、ましてや起業・会社経営・デザイン・設計・製造・販売などについてまったく知らない私がこののち進んできた道は、「知らなかった」ことが功を奏したように思います。これまでのことを振り返ったときに、いつも協力してくれた夫は、「知っていたら決して踏み込まなかっただろう」と、笑って言ってくれました。

看護師をやりながら商品開発の準備

ビジネスプランコンテストでグランプリ

　商品開発には時間とお金が必要でした。もちろん、"やる気"は当然です。
　まず、地元福井県鯖江市の鯖江商工会議所で起業セミナーを受講して学び始めました。看護師の仕事をしながらでしたが、ビジネスプランコンテストでグランプリを獲得し、賞金は資本金になりました。次に助成金を得ることを考え、開発にかかる費用の半分を助成してくれる制度をインターネットで検索し、事業に合ったものを探しました。ちょうどベンチャーが推進されていたころで、起業向けの助成金が多い時期でした。

ベンチャー支援事業の助成金に応募

　そのなかの独立行政法人中小企業基盤整備機構のベンチャー支援事業に応募しました。応募用紙は30ページくらい、「新規性」「対価の回収」「事業費用の見積もり」「売り上げの3年間の予測」などの項目があり、書き方さえもわかりませんでした。看護研究の発表とはまったく違う世界です。インキュベーションマネジャーと夫の指導を受けながら書き上げました。
　一次の書類審査を通過し、二次審査は面接でした。面接を担当したのは

30人くらいの国家公務員や専門家等でした。事業概要の説明を行い、その後、質疑応答がありましたが、自分の専門分野での開発であったことで、緊張はしても困ることなく終了できました。面接は私の人となりを確認するのが目的で、助成金を与えて事業を確実に行えそうかどうかを判断するためだそうです。

助成金獲得から会社設立へ

助成金制度に採択されると完成までの責任を負うことになり、後戻りはできません。助成金を申請したときはただの個人の状態でしたが、助成金を受け取るに際し、会社形式にするように国から指導されました。

有限会社にするか、新会社法の施行を待って株式会社にするかを迷いました。ほかにLLP*2、NPOなどの事業形態を調べ、将来性やビジネスでの信用などで判断し、「株式会社」設立となりました。普通は会社を設立してから助成金に応募するのが一般的で、弊社のような反対のケースは珍しいそうです。

会社登記や定款作成、銀行口座の開設、税務署などに提出する書類の作成から手続きまで、すべて自分で行いました。セミナーや研修、本で勉強する毎日でした。

*2 有限責任事業組合（p.003の注＊1参照）

山あり谷ありの商品開発

商品設計には夫が協力

デザインについては、福井県主催のFDA（福井デザインアカデミー）に通いました。ここで、情報収集と人脈を築きながら、センスを磨いて、プロダクトデザイン（商品デザイン）を理解していきました。

商品の設計は夫が自然に引き受けてくれていました。システムエンジニアの夫は、趣味で設計を勉強していました。そして、もともと病院勤めだったことで医療デザインへの理解もあり、私の思うサージカルテープのケースを具現化してくれました。

自宅のパソコンで設計が始まりましたが、いざつくるとなると「カッター機能が欲しい」「手は傷つけない」「汚れても消毒できる」「勝手に開閉しないが、片手で簡単に開閉できる」などの私の要望をカタチにするのは非常にむずかしく、意匠権*3や特許などにふれないように、まったく新しい設計にすることも簡単ではありませんでした。

*3 デザインの創作についての権利。意匠法によって保護された産業財産権

● 金型作成でのつまずきを乗り越えて

　設計データを基に、福井県工業技術センターで"光造形"という手法を用い、試作を繰り返して検証を行いました。試作1回につき数万円かかりましたが大切な段階です。

　最終の設計が完成すると、次にプラスチックを成型するための金型作成の段階に進みます。しかし、社長が看護師で医療デザインの経験もなく、売れるかどうかもわからない製品の金型をつくるのを引き受けてくれる会社はありませんでした。最終的に中小企業基盤整備機構の紹介で金型企業が決まりました。しかし3カ月で納品のはずが6カ月かかり、価格的にも普通の2倍、契約時と違う品質でいい仕事はしてもらえませんでした。

　このように、研究開発の喜怒哀楽を感じながら「医療用サージカルテープカッター きるる」（以下、きるる）は誕生しました。

苦労した販売・マーケティング

● 販路開拓に思い悩む

　マーケティングは簡単にいうと「販売計画」です。客層を判断し、マーケティングの方法や期間、結果を見つつ、問題にも対処しながら行うため、看護計画にも似ています。

　マーケティングの本を読んでも、「あなたの会社にはこれがいいです」と提案してくれるわけでもありません。販路開拓の専門家を探しましたが、当時、医療はまったく異分野で見つかりませんでした。

● 看護雑誌の記事掲載から販路が

　思いついたのは広告を出すことでした。しかし、現実には医学・看護雑誌に広告を出すと数十万円から数百万円かかります。広告費用も出せない弊社は、看護系出版社のホームページの問い合わせ欄に「テープカッターをつくったのですが、記事になりませんか？」とメールしました。すぐに「興味がありますので、完成したらお知らせください」とお返事が届きました。完成後に連絡したところ、見開き2ページで特集が掲載。雑誌を見た他の出版社から「看護通販会社に紹介させてほしい」と連絡があり、意外なところから販路を得ることができました。

　「きるる」は、やっと商品としての価値、魅力が認めてもらえたのです。

● 価格決定や製造発注にも苦慮

　いざ販売となると、価格を決めないといけません。商品の価格を決めるのも一苦労でした。商品開発にかかった費用や製造原価・金型費用の回収・販売にかかる費用・運送費、それらを何年で元をとれるかなどの観点から算出します。取り引きする商品の数によっても卸価格を変えなくてはいけません。消費税の問題も出てきます。こんな販売経験のない会社を受け入れて、商品を信じて販売してくださった看護通販会社などに感謝し切れないほどの感謝でした。

　商品を製造するには工場への1回の発注が4000個以上必要でした。これは商品が売れるかどうかわからない段階ではリスクであり、コストがかかりました。取扱説明書も何度もつくり直し、現在も必要時には内容などを変えて対応しています。取扱説明書作成にかかるコストの計算も必要ですし、印刷は1000枚以上の単位で注文するので最初は緊張しました。

● 5万人もの人に使われる商品へ成長

　看護師向けの通販カタログにはモデルを使い、見開き2ページで大きく掲載され、少しずつ受注も増え、1カ月で500個売れるまでになりました。当時は看護師としての病院勤務もあり、病院の仕事を終えると受注や納品書の作成、商品の包装や発送など、慣れぬ仕事に毎日大忙しでした。でも、それも幸せで、家族の理解や協力もあって乗り越えられました。

　小さな会社が商品を売っていくには防衛策も必要でした。類似品の発生、クレームの問題などへの対処方法として「グッドデザイン賞」への応募を考えました。弊社のオリジナルであることを第三者が決定づけ、裁判等でも証拠となります。一方、賞の受賞は、商品に付加価値と安心をつけることができます。

　現在、5万人ほどの看護師の方々の手元で、「きるる」は活躍しています。長く現場で必要とされて、なくてはならないものになってくれればと心から願っております。

🌳 2作目の商品として点滴台を開発

● 抗がん剤治療を受ける子どもたちの声から

　開業してよかったと感じることは、「こんなカッターが欲しかった」と喜んでいただけたときです。国・県の施策やいろいろな分野の人たちとの出会いに、自分も会社も育てていただいていると感じます。

2作目の商品は「きるる」開発の経験を生かして、抗がん剤治療を受ける子どもたちの声から開発した「div stand フィール」（**写真3**）です。温かみのある木とカラーを使った北欧デザインの点滴台で、患者だけでなく医療従事者にも使いやすいデザインに仕上げました。品質やコンセプト、完成度の高さなどが評価され、2010年度のキッズデザイン賞とグッドデザイン賞を受賞しました。

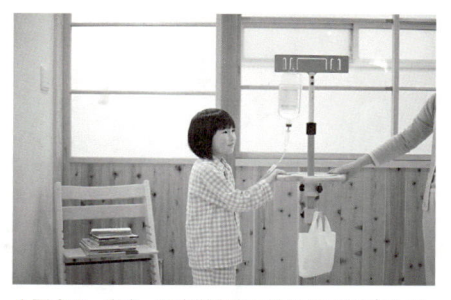

↑**写真3** 患者・医療従事者に使いやすいデザインの div stand フィール

看護師の経験・アイデアを知財権利化した組織も

現場目線の商品開発の実績を積み重ねて、医療の環境がホスピタリティあふれる空間になり、人々の幸せにつながる仕事を続けています。2013（平成25）年春には岡村製作所と共同開発した新しい医療器具も販売されました。看護師の経験やアイデアを知財権利化した組織も立ち上げ、看護師の新しい働き方をデザインしてまいります。

Column

「村松静子のひとこと」

看護師をしながら商品開発を行い、株式会社を設立。「医療の環境がホスピタリティあふれる空間になり、人々の幸せにつながるような仕事を」という思いを追求してほしいですね。

株式会社 メディディア 医療デザイン研究所の概要

- 開　　設　2006年5月
- スタッフ　3人（経理・出荷担当）
- 事業内容　医療・看護・介護用品の研究・開発・販売、情報処理システムの開発・設計・販売

〒916-0027 福井県鯖江市桜町2-2-17
TEL 0778-52-0271
http://www.medidea.co.jp/
medidea@medidea.co.jp（メール）

事例 19 ● アーユルヴェーダ

体が本来持つ自然治癒力を引き出す技を実践したい
― 身体と心のメンテナンスに取り組むお店を開業 ―

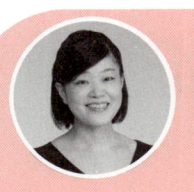

立野 好子 ● たての よしこ
アーユルヴェーダスタジオ たてまるメンテナンス
代表

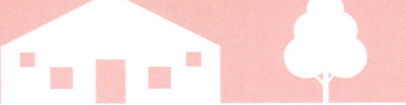

Profile
鹿児島県出水中央高校の看護学校卒業後、東京の昭和大学病院のNICUに就職する。同院在職中、立正大学文学部社会学科に入学。9年目で同院を退職後、介護会社、看護学校の教務経験を経て、中国・北京航空航天大学に1年間留学。帰国後、在宅看護・健康相談会社・助産院・夜勤専門の看護師を経験しつつ、インドの伝統医療・アーユルヴェーダを学ぶ。2006年、看護の技術とアーユルヴェーダのケアを提供するたてまるメンテナンスを開業して現在に至る。

インド医学の考え方を基本にしたケア

●赤ちゃんからお年寄りまで対象に

「たてまるメンテナンス」は、個人で経営している小さなお店です。ナースの経験と、インド医学の考え方を基本にしたケア「アーユルヴェーダ」(生命科学)を通じて、健康維持とお客さまが本来持っている元気を引き出すためのお手伝いをさせていただく空間です。

対象の方は赤ちゃんからお年寄りまで。性別も問いません。基本的には、お店でのケア提供ですが、褥婦のケアと新生児の観察やベビーマッサージの依頼、健康教室の開催、パーキンソン病や難病の方のケアの依頼など出張対応も経験しています。

スタッフは私1人です。お客さまの利用状況はとても波があり、多い月で60数件、少ない月で20数件、平均して30数件です。おかげさまで、開業して7年余になりました。

転機となった中国留学

命の不思議を体験したNICU勤務

ナースとして初めて勤務した場所はNICUで、小さく生まれた赤ちゃんたちの看護からスタートしました。ここでは、人間的にも看護師としても医療者としても、たくさんの経験と学びがあり、鍛えられました。そのなかでも「命の可能性ははかりしれない」ことを知ったことが一番の学びだったと思います。とにかく、命の不思議をたくさん体験した場所です。

私のNICU看護は、9年目で終わりました。この間に勉強していたカウンセリングの師である故・友田不二男先生からお聞きした芭蕉の俳諧や老子・荘子の面白い話、同時に大学で学んでいた中国語の音に魅せられ始め、東洋思想への興味が芽生え始めました。

本場の中国医療との出会い

そして、1998年から中国の北京航空航天大学へ1年間留学しました。中国の生活習慣になじんできた後半の半年に、大学のそばにあった小さなクリニック「中西結合医療診療所」で、張钟老師[*1]と出会いました。私が日本の看護師で中国の医学に興味があることをお伝えすると、快く老師の下で本場の中国医療を体験させていただけることになったのです。

はり治療、漢方治療、西洋の理論を活用した治療をはじめ、時間があると、お弟子さんたちと共に、経絡[*2]や風邪の症状に応じた生薬[*3]の使い方、生薬の特徴などの講義もしてくださいました。印象的だったのは、「生薬が入っているよ」と渡された大きな袋を開けてみると、とぐろを巻いた状態の黒蛇がゴロゴロ入っていたことです。「うぎゃー！」と悲鳴をあげてしまいました。「ほんと、なんでも薬になってしまうのだ」と衝撃的でした。

薬だけに頼らない医療への想い

帰国するとき、張老師はおっしゃいました。「好子、私は薬膳の知識もある。食事はとても大切だよ。また、学びにおいで」。老師のお話からは、薬だけに頼らない中国医療の幅広さと奥深さを実感しました。そして、「体が本来持っている自然治癒力を引き出す具体的な技を身につけて実践できないかなあ」という想いを深く抱くようになりました。

帰国後、ひょんなことからアーユルヴェーダと出会い、そのなかには、生活に密着した健康維持や予防、体の立て直しができる体系があることを知りました。「これなら、はりもいらない、薬の処方もいらない、私にも

[*1] 老師は「先生」のこと

[*2] 経絡は気血を運び、すべての内臓器官と身体のあらゆる部位を1つにつなぐネットワークのようなもの。主要なものに、「正経十二経絡」と「奇経八脈」があるが、さらに微細なネットワークが存在している

[*3] 動植物を使ってつくられた薬のこと

できる！　看護としての"技"が膨らむ！　これぞ私がしたかったこと！」と感動し、現在に至っています。

🌳 アーユルヴェーダを学び実践を深める

● 助産院でケア提供の展開を習得

「アーユルヴェーダ」の理論を日本の学校で約1年学んだ後、さらに技術を1年間学び、アーユルヴェーダセラピストの認定証をいただきました。しかし、これだけではとても自分で開業できる自信はわいてきませんでした。

ある時、学校で出会った方（佐藤真紀子さん：現・アーユルヴェーダスクールSatvik代表）から、アーユルヴェーダのケアを生かした助産院「お産の家 Be born」（東京都世田谷区）を開業されている助産師・たつのゆりこ先生をご紹介いただき、そこで活動をさせていただくことになりました。ここでの経験は、私の財産になっています。

産婦1人ひとりに提供する産前・産後と新生児へのケアは、とても新鮮でした。かかわりと観察から得た情報が食事や生活の具体的な見直しにつながって、ちゃんと改善されていくのです。また、たつの先生について、マッサージの実際も学びました。そして、妊婦・褥婦さんのケアを任せてくださるようになり、自然な形でケア提供の展開を習得させていただいたのです。

● 開業に向けてアーユルヴェーダ一色の生活に

その後、夜勤専門の看護師をして収入を得ながら、開業に向けての準備を始めました。このころは"アーユルヴェーダばか"というくらいにのめり込み、私の生活はアーユルヴェーダ一色となっていました。

インドのアーユルヴェーダ医師に自分の体質を診察してもらい、生活改善のレシピをいただくと、真面目に実践。今まで使ったこともなく知りもしなかった"スパイス"が、生活のなかにどんどん入り込んできました。

たとえば、消化を助けてくれるスパイス（クミンや生姜など）を使って野菜炒めを調理してみたり、体にいいおやつと称してカルダモンクッキーをつくってみたりしました。また、お茶の代わりに、よーく煮詰めた白湯を飲み、大食漢の私が腹八分目を意識し始め、ビーツという真っ赤に染まる野菜でつくったスープをほぼ毎日飲みました。さらに、起床後に舌の掃除をしたり、太白ごま油でうがいをしたり、寒い時期は、ごま油を体に塗ってセルフケアを行い、頭にスイートアーモンドオイルを使って湿布をした

り、頭皮のマッサージをしました。

● 自身の体の変化が仕事への強い意欲に

　食材に関しても、野菜や果物、お肉や穀類など、「これは消化するのに軽い？　重い？」「温性？　冷性？」「味覚は？」「私の体質との相性はどうかな？」など、食材の性質や自分との関係性を1つひとつ調べたり、感じながら食べたりしていました。

　アーユルヴェーダのケアも月に1度受けました。そうしているうちに約半年で、肥満の私の体重が落ち、不順だった月経が整い、体が軽く、疲れない、元気な自分に変化していったのです。ますます、これを自分の仕事として展開したいと強く思うようになりました。

🌳 勢いで一気に突っ走り開業を実現

● 開業届けも後回しで……

　そのころ、私は「在宅看護研究センターLLP」で夜間緊急電話対応の仕事をしていました。村松静子代表に、そのころ自分が取り組んでいたアーユルヴェーダのメンテナンス方法などをメールしたところ、「たてまる（わたしのニックネーム）のメンテナンス、いいんじゃな〜い！」というお返事をいただいたのです。単純な私は、途端にその気になり、開業のスイッチが入ってしまいました。気がついたら、不動産屋に行って場所探しをしていたのです。今思うと計画性は皆無で、直感（思いつき？）だけで動いてしまっていたという気がします。

　直感で開店する場所を決め、必要となるオイルやハーブ、消耗品などをそろえ、村松代表にその経過とお店を開くことをご報告したら、「あなた、開業届け*4 は済んだの？」と聞かれました。「開業届け……？」。私は、そういう手続きが必要なことなど、まったく知らなかったのです。代表が「おー怖い、B型はこれだから！」と笑いながら教えてくださいました。

　最初に立ち上げたホームページも村松代表の力をお借りして作成し、「開業に縁起がよい日は8月4日だから、どうしてもその日に立ち上げたい」というお願いを聞き入れてくださり、その日に公開できるようにしていただきました。自分のわがままっぷりに赤面すると同時に、お忙しいなか、対応してくださった村松代表には頭が上がりません。

---

*4　個人事業の開業届出
新たに事業を開始したときに必要な手続き。事業開始から1カ月以内の届出が必要とされている

掃除だけで終わる日々だった開業当初

2006（平成18）年8月4日、「たてまるメンテナンス」が動き出しました。開業当初は静かな電話、静かなお店にいて、掃除だけで終わる毎日でした。無性に不安が込み上げて、友人に泣き言を漏らしたら、「あんた、よく泣いてる暇

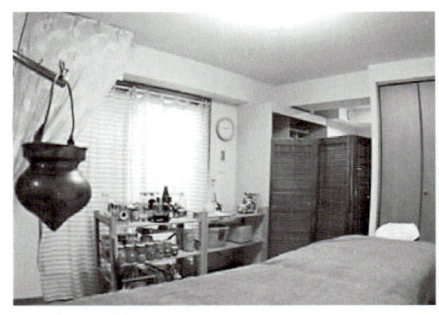

▲写真1　仕事場。棚にはケアに使うオイルなどが並べられている

があるね。そりゃ、余裕がある証拠だよ。まだやること、たくさんあるんじゃないの？　それやってたら、そんなこと考える暇も、泣く暇も、ないと思うんだけどな～」と流されてしまいました。この一言は、本当に効きました。とにかく「やる」「動く」しかありません。考えていても何も変わらないことがすごく身にしみました。

　開業すると自分の弱さや至らないところ、これまで見えなかった部分が自然に見えてきたり、気がつくことができます。お店の掃除も気持ちの入れ方が違います。"仕事場"はとても神聖なものなのだと実感しています。なんだか、仕事場の空気って"生きている"感じがするのです（**写真1**）。

　自分の手でお金を得ることは大変なことなんだと実感しました。開業には、仕事への情熱、仕事場への愛情や感謝の気持ちは欠かせないものだという気がします。

NICUの大先輩からの一言

　最近、久しぶりにお会いしたNICUの大先輩に「立野、だいぶ人間らしくなってきたな」と言われました。私にとっての開業は、人間の成長としての意味が大きいのかもしれません。

　そして、開業は実に多くの出会いと可能性にあふれています。そこから新しいつながりや仕事が生まれたり、新しい学びの始まりに展開していくなど、未知の部分もたくさん潜んでいます。「たてまるメンテナンス」は、これからもどんどん変化していくような気がしています。

自然の恵みを存分に活用する喜び

　自分の好きなことに取り組めるのは、本当に幸せなことだなと感じています。1対1で行うお客さまのケアでは、自然から生まれたハーブやオイルなどを季節・状況に応じて選んだり、ケアの後の反応を共に確認したり、喜んだりできます。初夏、枇杷の葉を見つけたら、干して、お茶や煎じ液

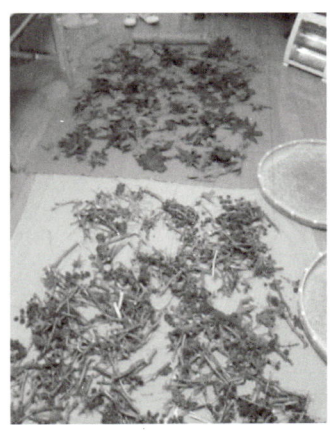

↑**写真2** 干しているヒマの葉。ヒマは「唐胡麻（とうごま）」とも呼ばれる

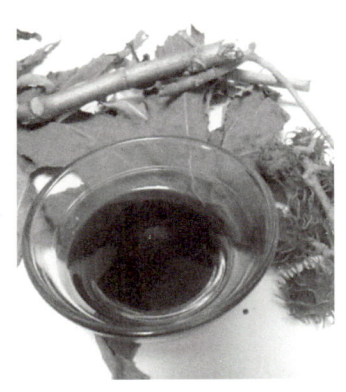

↑**写真3** ヒマのオイル。フェイシャルケアに用いる

として活用します。秋には伊豆半島に住む友人からヒマの葉が、偶然入り込んでしまったバッタと共に送られてきて、葉を干したり（**写真2**）、オイルに加工したりする（**写真3**）など、自然の恵みを思い切り活用した仕事をしていることが、うれしくてたまりません。

● 探求心と好奇心を大切に仕事と向き合う

　現在の私にとって、アーユルヴェーダは"1つの道具"です。そう、自分に言い聞かせています。これまでのお客さまへのメンテナンスの取り組みで感じていることは、「人の身体や心の反応は、まだまだ、はかりしれないところが多い」ということです。開業して7年余経過して、人との向かい合い方、人との関係性はよくも悪くも、お互いに影響し合っているのかもしれないということです。頭で判断する以前に身体はすでに反応しているということを感じ始めている、その本質的な面白さをつかみたがっている自分がいます。

　医療・看護の世界の教育現場では、科学的根拠を基にした知識や技術を学び、医療現場に生かしていきますが、例外もたくさん生まれています。私はそれらに自然に反応し、動ける自分でありたいと願います。特に感情のやりとりは待ってはくれないので、感覚がとても重要ではないかという気がしています。

　経営はまだまだ綱渡りです。今は、頭で考えている経営や生き方よりも、自分が欲している感覚にできるだけ忠実に動いてみたいと思っています。

> **Column**
>
> 「村松静子のひとこと」
>
> 　自然治癒力を引き出す具体的な技を身につけて、自分の好きなことに取り組めているのがいいところ。"開業のスイッチ"が入って、即場所探しという行動力もすごいわね（笑）。継続できることを祈っています。

たてまるメンテナンスの概要

- 開　　設　2006年8月

TEL 090-9968-1406
https://www.facebook.com/tatemarumaintenance?ref=stream（フェイスブック）
http://ameblo.jp/tatemaru-ayurveda/（ブログ）

事例 20 ● 保険外の訪問看護を軸にした介護サービス

制度の縛りに苦しむ患者さんたちを救いたい
― 保険外・オーダーメイドのサービスを提供 ―

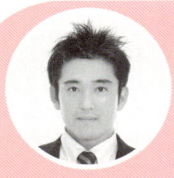

髙丸 慶 たかまる けい
株式会社 ホスピタリティ・ワン
代表取締役

Profile

慶應義塾大学看護医療学部卒業、同大学大学院健康マネジメント研究科博士課程満期取得退学。大学卒業後、医療業界でビジネスをしようとジョンソン・エンド・ジョンソン株式会社へ入社。大阪支店で循環器のデバイスを導入するためのアドバイスを医師へ行う。その後、友人たちと起業の準備を進め、退職後、帰京。メディシップ合同会社を立ち上げ、看護師向け雑誌の広告代理店業を始める。その後、芸術大学の学生支援のためのオークション会社 LUXE LABO TOKYO を設立。2008年4月に社会人向けビジネスプランコンテスト"商人輩出プロジェクト2008"にて保険外の訪問看護のアイデアが最優秀賞を受賞。同年10月に株式会社ホスピタリティ・ワン、2012年に一般社団法人エンディングコーチ協会を設立。2013年にはおくりびとアカデミーの校長に就任、現在に至る。

目の前のニーズを解決することが自分の使命

● ビジネスプランコンテストで最優秀賞

　高校時代は水球に打ち込み、神奈川県大会で3連覇しました。大学では看護師免許を取ることができる学部へ進学したので、高校時代の経験を生かしてライフセーバーをしていました。また、医療福祉業界での起業を考えていましたので、大学の教授が理事長をされていたNPO法人にて精神障害者向けの就業支援をしていました。卒業論文は大学から資金を得てボストンへ行き、日米の精神障害者支援の実態について調査分析を行いました。

　現在の会社を起業したのは、友人から「商人輩出プロジェクト」という社会人向けビジネスプランコンテストへの出場を勧められたのが直接の

きっかけです。230 組が参加したのですが、私が提出した「保険外の訪問看護サービス」のアイデアが、幸いにして最優秀賞をいただくことができました。

● 起業を決意するまで

それまでは、とある事業会社のなかの1つの事業として、この保険外の訪問看護サービスを運営していく予定で動いていたのですが、特に大きな資金を必要としない事業であったので、起業の道を選びました。父方と母方の祖父がどちらも起業家でしたので、両親も起業を許容してくれたのも大きな要因だと思います。

もともと起業に関しては抵抗がなかったのですが、「保険外の訪問看護サービス」で展開していこうと決めたのは、学生時代に「制度の枠組みや縛りに苦しむ患者さんたち」と出会ってからです。

介護保険の枠組みを超えて受けたいサービスのニーズがあるのは理解していましたが、現行の枠組み内でのサービス提供で、地域の訪問看護ステーションは手いっぱいであることを理解しました。「目の前にニーズがあり、それが今まで自分が経験している分野で解決できるのであれば、使命としてとらえよう」と思ったのが、事業を行うときの決意です。

● ボランティア団体としてのプレオープンから開業へ

訪問看護はただでさえ「臨床経験が5年は必要」と言われている分野です。しかも、多くの事業所が赤字であることから、"簡単"な分野ではないことは想像がついていました。

仲間と何回も事業計画を練り直し、株式会社にする前にボランティア団体としてプレオープンを行い、自分たちの計画が机上の空論になっていないか、マーケティング調査を行いました。

結果、思っていたよりも甘い分野ではないことがわかりましたが、それ以上に多くのニーズが在宅にはあることもわかり、焦らず経験を積んでいけば「大きくはならなくとも、われわれのやりたい看護が提供できる」と確信しました。そして、2008（平成 20）年 10 月に「株式会社ホスピタリティ・ワン」を設立しました。

🌳 オーダーメイドの訪問看護・訪問介護を提供

● 患者・家族の"思い"を具現化する

われわれ、「株式会社ホスピタリティ・ワン」は創業以来、"保険外の訪

問看護"を提供し続け「慣れ親しんだ自宅で最期を過ごしたい」「過ごさせてあげたい」という患者・家族の"思い"の具現化に注力してきました。

弊社は保険外サービスに特化し、オーダーメイドの訪問看護・訪問介護事業をサービスの特色としてきました。「介護保険等では対応できない医療サービスに対応できること」を強みにしたのです。

たとえば、終末期に起こり得る医療行為に対して弊社のスタッフは、豊富な経験で後悔のない看取りを提供してきました。ベテランナースとは、口コミや学会での勉強会等を経て、つながっていきました。

● 東京を中心に事業展開

日ごろのサービス提供を通じた口コミと病院への営業活動の結果、東京都内の主要な病院には、弊社を一度は使っていただいており、医療者間の連携は国内随一と自負しております。「7割の事業者が赤字」と言われている訪問看護の業界で、圧倒的な粗利益を出すことが可能なしくみになっているのも強みです。

現在のスタッフは40人（登録看護師含む）で、東京を中心に営業しています。主な取引病院は200病院です。私どもは2008（平成20）年10月に創業したばかりのまだ若い会社です。2011（平成23）年の3月に3期目が終わった時点で累積赤字を解消することができました。

● 大切にしている理念

大切にしていることは、1人ひとりの患者とじっくり話し合い、後悔のない看取りを実現していただくことです。すべての決定事項を、それが患者のためにプラスになることなのかを考えて行動しています。これは、前社で勤めていたときに学んだ経営理念でもあります。

会社の事業拡大などは、当社が「求められているサービス」を提供することができれば自然とついてくるものだと思っています。今後も「患者の最期の貴重な時間を預かっている」という意識を持って、目の前のサービスに励みたいと思っています。

● 全国の看護師と会えることはエキサイティング

開業してからの半年間はなかなか営業先を決めることができず、トライ＆エラーの日々でした。半年を過ぎたくらいから、平日の日中はどんな営業をして、夜に事務所でどんな事務作業をして、休日にはどんな準備をしておけばよいのかがわかってきました。

開業してよかったと感じているのは、おそらくものすごいスピードで自分自身が成長できていることだと思います。営業で日本中におられる多く

資料　雑誌に掲載された、ある患者の家族の寄稿文

> **思い出の地へ──家族と行った最後の旅行**
>
> ●**看護師の付き添いで最後の家族旅行へ**
>
> 　私の父は母と共に東京郊外にある老人保健施設に入所していました。若いときは、企業でバリバリ働いていた父でしたが、引退後は人が変わったように穏やかになり、友人たちとゴルフをしたり、母と軽井沢や蓼科にある旅館へ旅行に行くなど、静かに流れる幸せな時間を楽しんでいました。
>
> 　そんな父が倒れ、入院したのは昨年の春のことです。腎臓がんでした。胃瘻をし、気管切開により頻繁に吸引が必要になった父は気も弱くなり、よく泣くようになりました。夏を過ぎたころ、そんな父がわがままを言ったのです。「軽井沢に行きたい」と。私たちは戸惑いました。こんなにいろいろな管がついているのに無理だ。だけど、このまま何もせず病室で死を迎えることだけはかわいそうだ。どうしよう。
>
> 　主治医に相談したところ、看護師が付き添いをしてくれるサービスを知りました。看護師を派遣してくれる「ホスピタリティ・ワン」に連絡をとると、とても親身になってプランを考えてくださいました。そして「一緒にご本人の願いをかなえてあげましょう」と言葉をかけてもらいました。この旅行で最後になる──そう覚悟し、2泊3日の軽井沢旅行に行きました。
>
> ●**蕎麦と温泉のサプライズ！**
>
> 　当日の軽井沢は快晴。旅館では先に到着していた「ホスピタリティ・ワン」の看護師さんたち（ベテランの男性看護師2名というスペシャルチーム）がソファを組み合わせ、部屋から外の景色が見えるようにセッティングしてくれていました。
>
> 　なじみの旅館だったので、到着すると支配人やスタッフの方が挨拶にみえ、父は感激してまた涙を流していました。夜には東京から兄も駆けつけ、久方ぶりに家族4人で一夜を過ごすことができました。夜間に何かあったときのために、看護師さんたちは24時間体制で対応してくださいました。このおかげで家族は安心して過ごすことができたのだと思います。
>
> 　2日目は、この旅行のメインである外出です。民間救急車に看護師さんにも同乗してもらい、いつも行っていた湖まで行きました。「きれいだね」「また桜が咲く季節になったら来ようね」という母の言葉に、父はうなずいていました。そして旅館へ帰ろうと思ったとき、看護師さんが「吸引器もあるので、よかったら蕎麦を食べてみませんか？」と提案してくれました。昨晩、父と母に行きつけのお蕎麦屋さんがあったことを聞き、そこへ行こうというのです。私たちは怖いからいいと話しましたが、看護師さんは「嚥下機能も残っているし大丈夫ですよ」と言ってくださり、お蕎麦屋さんへ進路変更。手打ち蕎麦を持ち帰り用につくってもらいました。
>
> 　旅館に戻って、蕎麦を食べました。1本の蕎麦を小さく刻んで口に入れます。父はかみしめるように口を一生懸命モグモグさせていました。気管切開をしてから何も口にしていなかった父が、大好きな蕎麦を口にすることができるとは。父は感激のあまり涙を流し、母も私も涙が止まりませんでした。
>
> 　夕方には貸切風呂を借りて看護師さん2名体制で父を温泉に入れてくださいました。父は久しぶりの風呂、しかも温泉です。入るまでは「いい」と首を振っていた父ですが、風呂に入ると気持ちよさそうにピースサインをしていました。予想もしていなかった蕎麦と温泉というサプライズプレゼントでした。
>
> 　3日目は民間救急車で問題なく病院へ戻りました。その1カ月半後、父は意識がなくなり、そのまま亡くなりました。いつ体調が急変するかという緊張のなかでの最後の家族旅行。今となってはあの思い出を忘れることができません。

の看護師さんと会えることは非常にエキサイティングで面白い経験です。

　われわれが提供したサービスに対し、患者・家族からありがたくも感謝の言葉をいただくこともあります。**資料**は、弊社を利用された患者の家族がある雑誌に寄稿された文章です。引き続き、このような感想がいただけるサービスを続けていく所存です。

今後のビジョンと抱負

1万人の看取りが可能な体制を

　日本は今後2040年まで右肩上がりに高齢者数が増えていきます。多様化する終末期のニーズに対して、弊社は保険と自由診療を組み合わせながら、その方独自のオーダーメイドサービスを提供していきます。

　また、日本では「55万人の潜在化した看護師がいる」と言われています。潜在看護師がもう一度働けるしくみを用意して、高齢者の方々のニーズに細やかに対応できるサービスを展開してまいります。

　現在も道半ばですが、必ず達成していきたいと思います。さまざまな場でお話しする機会をいただき、仲間が増えてきました。私は仲間たちとともに「1万人の看取り、年収1000万円の看護師、100カ所の事業所、10の事業」を目標に突き進んでいきたいと思います。

「エンディングコーチ」養成事業にも着手

　日本では「死」への準備教育が遅れているというか、ぽっかりと空洞化していると感じています。看護の勉強では終末期の医療に関連してそういうことも学ぶのですが、このたび納棺師の人たちと協力して「おくりびとアカデミー」を立ち上げ、エンディングノートや人生の棚卸しなど、日本の社会でこれまで扱ってこなかった「死」への準備教育を提供していくと同時に、そうしたスキルを高度に身につけた人を認定する「資格制度」も立ち上げております。

　それが「エンディングコーチ協会」という死への準備教育を行う専門家養成事業です。エンディングコーチ協会は日本で初めて終末期における諸問題について横断的な相談に乗る専門家教育をする団体です。さまざまなサポート体制で資格取得を支援しております。エンディングコーチは高齢者の抱える個別の事情を踏まえて、お1人おひとりに合わせた目標設定を行い、サポートプランを立て実行していきます。介護保険、医療保険の利用法から葬祭や仏事に関して必要な社会資源を提示し、患者家族と共にその資源を取捨選択する伴走者です。

　挑戦した背景には「終わりをいかに豊かに過ごしてもらうか」と、私が臨床で多くの患者さんを看取ってきて感じたことがあります。最期をいかにして迎えるか。家族はいかにして看取ってあげるか。これは多くの知識と経験が必要な分野であると思ってまいりました。

🔴 「よい人生だった」と思っていただくために

　2000（平成 12）年に介護保険ができてから 10 年以上の歳月が流れました。この 10 年で日本人の心に「介護」を他人に頼むという文化が生まれてきたと思います。医療のニーズは 1 つですが、生活を基盤にする介護のニーズは人それぞれ。まさに無限のニーズがあると言えるでしょう。

　その仮説を踏まえて介護保険制度は構築され、創設時から自由診療との混合サービスが認められております。介護のサービスをしている業者は、患者家族の抱えるさまざまなニーズを把握しております。まさしく無限の介護サービスが生まれてくる素地があるということになります。

　よかれと思って提供されたサービスが患者家族それぞれのニーズに合っていないことが増えたら。選択したサービスが思っていた内容と違ったら。それが特に終末期においては取り返しのつかない時間を過ごすことになってしまいます。われわれはそのようなミスマッチをなくすべく「死への準備教育」、そして「エンディングへの目標設定」をお手伝いするプロ集団をめざしております。

　それぞれの迎えたい最期をコーチングし、プロデュースする。「私の人生はよい人生だった」。そう思っていただくために日々研鑽していく集団をめざします。

Column 「村松静子のひとこと」

保険外の訪問看護サービスがメインですね。「開業して自分が成長できている」と感じているのは大事なこと。「潜在看護師がもう一度働けるしくみ」「1万人の看取りができる体制」は、ぜひ実現させてほしい！

株式会社 ホスピタリティ・ワンの概要

- 開　　設　2008年10月
- 事 業 所　東京
- スタッフ　40人（登録看護師含む）
- 利用者数　延べ300人
- 事業内容　保険外の訪問看護・訪問介護サービス
- サービス内容
  ・訪問看護
  ・訪問介護
  ・医療行為
  　点滴・中心静脈栄養・胃ろう・腹膜透析の管理／吸引／服薬管理／疼痛コントロール／褥瘡の処置と予防／酸素管理等
  　※医療行為に関しては医師の指示の下、患者・家族との相談に応じて対応している
  ・介護行為
  　病院や施設への付き添い／長時間の見守り／認知症の人のケア／食事・トイレ・入浴の介助／車椅子等の移動介助／買い物の同行／リハビリの支援／旅行への付き添い／ハプティックセラピーなど
  ・一時外泊／一時帰宅／転院
  　国内外の家族旅行／公共交通機関・自家用車などでの移動／お盆・お正月・家族の集まりなどのイベント時の一時帰宅／親戚・友人などのお宅訪問／故郷の病院への移動／公共交通機関、自家用車などでの移動／出先（出張・旅行等）での事故による入院後、自宅付近の病院へ移動／新しい医師・病院に診てもらうなど
  ・エヴァンジェリストサービス
  　家族で患者をみていくために在宅看護・介護に必要な手技を伝達・指導するサービス。在宅看護・介護において必要となる以下の3つの手技を中心に、社内のベテラン看護師が伝達・指導する
  〈指導する3つの手技〉
  ①痰の吸引
  ②経管栄養（胃ろう・腸瘻・中心静脈栄養）のサポート（栄養剤交換・消毒・管の閉塞防止・修復のための洗浄など）
  ③褥瘡防止と対処（体圧分散の方法・薬剤塗布など）

〒105-0022 東京都港区湾岸2-1-18　高丸ビル6階
0120-085-144
http://hospitality-one.co.jp/

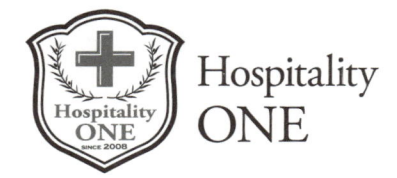

事例 **21** ・病院・施設でのフットケア指導・講演活動

医療・介護・福祉のフットケアの普及・啓蒙をめざして独立
― 専門の組織づくりから多職種連携までサポート ―

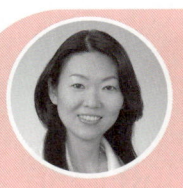

西田 壽代 にしだ ひさよ
足のナースクリニック　代表
一般社団法人　日本トータルフット
マネジメント協会　会長
皮膚・排泄ケア認定看護師

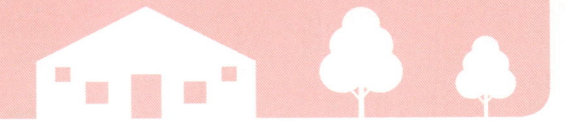

Profile

聖路加看護大学卒業。聖路加国際病院、東京海上ベターライフサービス株式会社、駿河台日本大学病院を経て、2010年2月より足のナースクリニック代表として、フットケアや皮膚・排泄ケア分野における施設のケアコンサルタント、講演、執筆活動などを行っている。日本フットケア学会常任理事。東邦大学非常勤講師、皮膚・排泄ケア認定看護師養成課程非常勤講師なども務める。

「足のナースクリニック」とは

自分スタイルの仕事を

　「起業」や「開業」という言葉を聞くと、「事業所という箱をつくって、そこに従業員を雇って事業を展開する」「店舗を開いて、お客さまを集めて収益を得る」ことをまっ先に思い浮かべる方がほとんどだと思います。ですので、私がしていることは、開業のイメージとは違うと思われる方もいらっしゃるでしょう。一般企業を相手に私のようなスタイルで仕事をしている方は、他業種にはずいぶんいらっしゃると思いますが、看護の世界では、ほとんど聞いたことがありません。その分、大変なこともいろいろとありました。私がこれからお伝えすることが「組織を抜け出して自分スタイルの仕事をしたい！」と思っているナースのみなさまに少しでも参考になればと思います。

主に"自宅"が仕事場

　「足のナースクリニック」と聞くと、どこかに診療所のようなものを開

設して、患者さんを診察したり処置したりしていると思われるのではないでしょうか。しかし、私が一番多く仕事をしている場所は、実は「自宅」です。もちろん自宅にクリニックを開設しているのではありません。強いて言えば、「デスクワークを自宅でしている」と思っていただければわかりやすいと思います。たとえば、仕事に関するメールのやりとりや、専門誌などの原稿書きです。

メールで主にやりとりしているのは、たとえばコンサルタントをしている病院や施設からの相談業務（患者の処置や状況の報告なども含む）、契約している企業のホームページに会員登録をしている方から寄せられる相談への回答、講演の打ち合わせなどです。

🌲 本当に必要な医療を必要な人たちに

● 診療報酬に左右されない個人事業主として

「足のナースクリニック」で働いているのは、私1人です。つまり、「個人事業主」であり、「代表」なのです。個人事業主について、インターネットのWikipediaでみてみると、建築家・デザイナー・ライター・開業医・プロスポーツ選手なども該当すると書かれていました。しかし、そのなかに看護師は書かれていません。世間から見ると、看護師と開業はまだまだ結び付かないということでしょうか。

私がイメージする看護という資格を用いての開業の筆頭は、訪問看護ステーションの開設です。それに関連して、居宅介護支援事業所も挙げられるでしょう。しかし私は、医療保険や介護保険を使って起業する、というスタイルをとらず、1人で活動をすることを選びました。診療報酬などに左右されず、本当に必要な医療を必要な人たちに、さまざまな形を使って届けたいと思ったからです。その考えに至った経緯について、お伝えしようと思います。

● 病院勤務から退職して考えたこと

開業するまでは病院に勤務していましたが、あるきっかけで退職しました。ありがたいことに、その後、たくさんの病院から「来てくれないか」というお誘いをいただきました。それでも私は、すぐに就職することはできませんでした。組織に属して働くことに、自分のなかで疑問や恐怖感、そして限界を感じていたのだと思います。退職後、心身共に回復し、本格的に個人事業主として仕事をしていこうと決心するまでには1年半かかりました。その間は、失業保険で生活し、依頼を受けた講演や執筆の仕事の

みを、ただこなしている状態でした。

　そうこうしながら、これからの自分の生き方を考えたとき、「せっかくこの世に生を受けたのだから、やりたいことをやりたいスタイルでしたい」と強く思うようになりました。そのモデルとなったのが、ある心理セラピストの方です。私が病院に勤めていたときに、心のケアについて教えていただいていた方でした。

●ある心理セラピストの生活スタイル

〔感情表現も豊かに〕

　その方は、工学系の大学院を卒業し、一流企業の研究員をしていましたが、一念発起して退職し、心理セラピストとして個人事業主で起業して生計を立てています。現在では研究員時代の倍以上の収入を得て、家族を養い、とても幸せに暮らしています。また、起業したことで、表情や感情表現も豊かになり、自分の思い望む人との出会いがたくさん増えたそうです。

〔子どもと接したり旅行したりする時間も多く〕

　仕事の骨格づくりは自宅で行い、クライアントとの対面での心理セラピーや講演会は、貸しスペースなどを活用して行っています。週5日は1日中家にいるため、お子さんと接する時間も一般的な父親たちとは比較にならないくらい多いようです。自分の好きなように仕事の計画を立てることができるので、趣味にかける時間も多くとれ、旅行・帰省なども数ヵ月間行くことができます。

　この方からお話をうかがううちに、こうした"自分スタイルの生活をし、生計を立てる"ことに強い憧れを抱くようになりました。

医療・介護・福祉のフットケアをライフワークに

●専門知識と技術を直接届けたい

　私は日本フットケア学会の創設メンバーで、10年間副理事長をし、現在は常任理事としてかかわっています。「医療や介護、福祉におけるフットケア」をライフワークとして、その普及・啓蒙に尽力することが、自分に与えられた使命であると感じています。

　もうずいぶん前になりますが、損害保険会社系列の介護系企業に勤めていたときに、在宅や施設で褥瘡管理やストーマケアで困っているご本人やご家族、看護師や介護職がまだまだ多いことを知りました。そこで、訪問看護ステーション向けの無料電話相談や、施設コンサルテーション・派遣講師などの業務を企画・実施していました。皮膚・排泄ケア認定看護師は、

ある程度大規模な病院にしか所属していないころでしたので、「ケアに困っていて相談できるところがない人たちに、専門知識と技術を直接届けたい」という思いがありました。

◯ 介護系企業での経験も今につながる

そのような背景もあって、その企業で施設コンサルテーション業務を確立していこうと思っていました。しかし、発想があまりにも先走りすぎていたのでしょうか。利用者や施設職員個人等からの強い需要はあっても、看護師の持つ知的財産に対してお金を払って、外部からの風を入れようとする施設は、非常に少なかったのです。

それでも2つの病院から依頼があり、定期的にコンサルテーションにうかがうことで、院内によい変化が生まれていったのは、やりがいと自信につながっていきました。最近、その2つの病院の方にお会いする機会があったのですが、そのころにつくった記録用紙や院内でのシステムがそのまま使われていると聞き、自分のしてきたかかわりが今でもお役に立っていることを、とてもうれしく思いました。

こうして自分の今までしてきた仕事を振り返ってみると、すべてが"今"につながっているように思います。

🌳 「足のナースクリニック」の活動

◯ 仕事のほとんどは依頼されたもの

現在、主に行っている仕事内容は、病院や高齢者ケア施設の定期コンサルテーション、開業医のクリニックでのフットケア外来(患者の自己負担による)、連載を含む雑誌や書籍などの執筆、フットケアに関するDVDや動画の監修[*1]、皮膚・排泄ケアや糖尿病看護認定看護師の養成課程・大学・専門学校・学会や研究会などでの講義・講演活動等です。これらは、ありがたいことに、自分から積極的に広報活動をしたわけではなく、一度いただいた仕事からつながり、依頼をいただいている仕事がほとんどです。

◯ 私の考える「起業成功の秘訣」

スタッフとして働いていた看護師が「起業をしたい」と思っても、おそらくすぐできるものではありません。起業を成功させる秘訣は、以下のようなものではないかと思っています。

① 自分がやりたいことが明確で、オリジナリティーがあり、ほかの人に負けないと思うものがあること

[*1] 西田さんが監修・指導したDVD「看護におけるフットケア」 http://www.vpn.co.jp/mediamall/yiryokango/foot_care/

②それが現場のニーズに合っていること
③期待された以上の成果を残すことができること
④人とのかかわりを大切にできること
⑤組織外からチームのなかに入り、その課題を瞬時に見極めることができ、組織としての課題解決に尽力できること（主導権を握って答えを教えるだけではなく、わき役に徹し、答えにたどり着けるように導くこと、かつこれらのバランスがとれる）
　そして、
⑥自分自身がやり遂げる覚悟を決めること
　　――これがなにより必要不可欠です。

🌳 施設コンサルテーションの実際

● フットケア専門の組織づくりからかかわる

　ここで、みなさまにとって一番イメージがつきにくい「施設コンサルテーション」について少し説明させていただきます。

　医療フットケアを普及・啓蒙するためには、単発で講演をするだけではむずかしいことを常々感じていました。「フットケアをしてみよう！」「みんなも頑張っているから、私も頑張ろう！」というモチベーションを高めるためには効果があると思いますが、一定レベル以上の技術を持って、それを継続して患者さんに提供し、それを評価する。さらに高めていくのは、かなりハイレベルなことだと思っています。

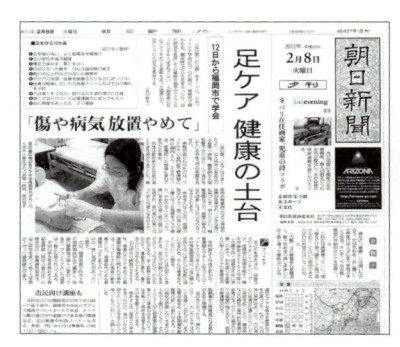

↑資料 新聞に取り上げられた施設コンサルテーション

　そこで、施設コンサルテーションでは、その病院や施設でのフットケアを専門にする組織づくりからかかわっています。まず、スタッフたちが日夜ケアをする患者さんを目の前にして、私がどのようにアセスメントし、かかわっていくのかを見ていただきます。そして、患者さん１人ひとりに応じた方法を提案しながらケアする力を身につけていただくのです（新聞に取り上げられた施設コンサルテーション：**資料**）。スタッフが独自の判断で、ほかの患者さんにも的確にケアを選択して提供でき、日常業務のなかで自然に定着することをめざしています。

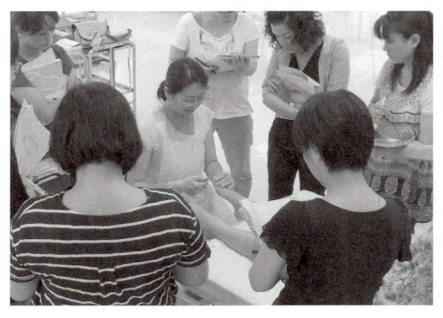

↑**写真1** 指導の一例。認定看護師の養成課程の実技演習を指導する様子（中央が筆者）

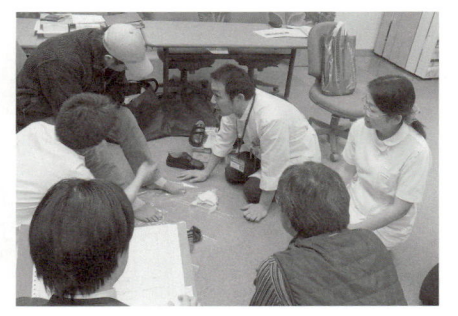

↑**写真2** コンサルテーション病院先での多施設・多職種連携の一例。形成外科医、義肢装具士などと足の測定をしながら靴型装具の適合について話し合う（右端が筆者）

● メールや写真による遠隔相談にも対応

　このように、フットケアを専門にする組織を病院や施設内でつくり、メンバーとなったスタッフたちに中核を担っていただくのですが、それでもケアに難渋する患者さんはいらっしゃいます。私がコンサルテーション先にうかがうのは、だいたい1～2カ月ごとですので、いつでも気軽に相談できるように、メールと写真を用いて遠隔相談ができる体制をとっています。これにより、かなり効果的にケア判断を行うことができ、ケアを提供するスタッフの安心感につながっています。

● 多職種連携等もコンサルテーションの一環

　コンサルテーションで訪問時に行うのは、患者回診、処置やケアの実施と各種指導（**写真1**）、勉強会、記録内容や施設内への啓蒙に関するアドバイスなど、多岐にわたります。私の専門は、創傷管理から靴やインソールなどへの介入等も含むので、足病変があったときの対応や、今の状態をどのようにアセスメントし、どんな検査をしたらよいのかといったところまでをアドバイスすることも少なくありません。つまり、予防や多職種連携などもコンサルテーションの一環としています（**写真2**）。フットケアを通じて、1人の患者・1人のスタッフへのかかわりから社会全般に至るまで、幅広く働きかけることを心がけています。

🌳 足から幸せを届けたい

● "プラスのスパイラル"が励みに

　面白いことに、私が介入を始めてから、病院や施設内でさまざまな"プラスのスパイラル"が生まれています。「フットケアのチームに入ったス

タッフが、今まで予想もしなかったくらい生き生きと積極的に仕事をするようになった」とか、「20年以上働きかけてもできなかったのに、患者さんが禁煙してくれるようになった」などさまざまです。

これは、ただ私がコンサルテーションに入ったからできたというわけではなく、呼んでくださった病院や施設の力なくしては成し遂げられないことです。活動を始めて3年余りで、さまざまな成果を挙げる機会がいただけていることを、本当に幸せに思っています。

● 業界・業種を超えたコラボレーションを

これからは、医療・福祉業界にかかわらず、多くの職種の方々とコラボレートをして、「足から幸せを届けられるように」尽力していきます。足のナースクリニックの活動としては、まずは、一般の方向けの情報発信として書籍の発刊、裾野をさらに広げるためにフットケアの通信教育の実施、コンサルテーション先を各都道府県に1施設つくり、そこが「地域のフットケア基幹施設」となることをめざして活動を行います。また、足にかかわる医療・介護・福祉・健康・美容等、さまざまな業種と手を携えて「日本を足から元気にしよう！」をスローガンに、2013（平成25）年6月「一般社団法人 日本トータルフットマネジメント協会」を設立しました。そこでは、医療・福祉職を中心とした専門家の育成としてフットケアスクールを開講し、後進の育成をする、医療・福祉のみならずサロン等の現任継続教育や連携システムの構築を展開します。そして、たくさんの場所に「足から身体や心をみる楽しさや大切さ」を伝えていきたいと思っています。

Column

「村松静子のひとこと」

　自宅で個人事業主の道を選び、出張コンサルテーションなどを行っているのですね。「やりたいことを、やりたいスタイルでできる」のが開業のよいところ。私も「看護師の持つ知的財産は買ってもらってもよい」はずだと思います。

足のナースクリニックの概要

- 開　設　2010年2月
　（活動内容などは本文参照）

　　http://ameblo.jp/ashi-nurse/（ブログ）
　　http://www.facebook.com/ashi.nurse（フェイスブック）
　　http://www.nurse-star.jp/（ナースの星Q&Aのページ）
　　※2013年ホームページ開設予定

事例 22 ・バリアフリー旅行支援・小児在宅支援

介護経験者ならではの"家族のための支援"を
― 制度に阻まれず希望をかなえる ―

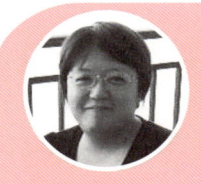

鈴木 恵 すずき めぐみ
一般社団法人 Kukuru（くくる） 代表理事
看護師

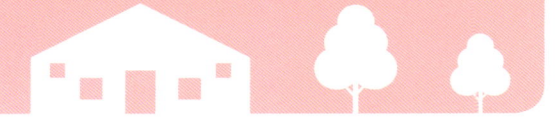

Profile

看護師として大学病院・総合病院・乳児院・重症心身障害児訪問看護事業・訪問看護ステーションにて、小児・障害児を専門に従事する傍ら、ハンディキャップを持つ小児の家族支援を目的として、医療コーディネート（相談業務）を行う。自分の経験を社会に生かし、介護家族として自分がやってほしかったことを現実にするため、2009年に任意団体Kukuru設立。2010年に一般社団法人となる。

🌳 "ダブル介護"と訪問看護の経験がきっかけに

● 変化した私の看護観

　私が看護師になろうと思ったのは、子どものころの自身の入院生活があったからだと思います。当時は、親との面会時間は非常に限られていて、とても寂しい思いをしました。そして、姉はさらに私より病気が重かったため、きょうだい児[*1]としての経験もしました。幼少期の体験が、私を看護の道へ導いたのかもしれません。

　看護師の資格を取ってから母親に介護が必要となり、その後、生まれた子どもが障がい児だったことでダブル介護を経験。それから私の看護観は大きく変わりました。どんなに話しても、医療者に介護者である家族の気持ちは伝わらず、理解してもらえませんでした。そのために理不尽なこともたくさん経験してきました。

　訪問看護の仕事でも、同業の訪問看護師の看護観に異議を感じ、「なぜ家族に寄り添うことができないのか？」と思い、理解してもらおうと必死

[*1] 病気や障害を抱えた子どものきょうだいのこと

になればなるほど、空回りしていることを感じる日々でした。話がわかるのは、同じ障がい児を持つ親同士。訪問看護に行くと、気持ちを共有でき、逆に元気と勇気をもらっていました。

● 障がい児の母親たちからの相談

　行政支援は介護を受ける本人にしかなく、家族は利用することができません。「終わりのない介護に、自分が追い詰められている」ということにさえ気づかない生活を送ってきました。睡眠時間が毎日2～3時間だとしても、「つらい」とも「大変」とも感じず、ただ「毎日をどうやって過ごすか」だけを考えていました。何かを楽しむことなど、考える余裕すらない生活でした。

　訪問看護の仕事の傍ら、同じ障がい児のお母さんたちから、療育に関する相談を受けるようになりました。「ゆっくり寝たい」「外食したい」という、誰もができる当たり前のことができない現実。誰に相談しても理解してもらえない苦悩。それらに苦しんでいるのは自分だけではないと知りました。

●「子ども連れで旅行に行きたい！」

　そのようななか、退院して間もない小児患者の親御さんから「旅行に行きたい」と相談がありました。医療者であれば誰もが「無理」と言わざるを得ない状況でした。親御さんは主治医や担当看護師から「無理に決まっているでしょう。何考えているの！」と言われ、大変なショックを受けていました。「子どもを連れて旅行に行きたい」――そんな当たり前のことが頭ごなしに否定されたと聞いたとき、私も大変ショックでした。なぜ、医療者は家族の思いをくみとってあげられないのだろうか？　私の医療不信はますます高まるばかりでした。

　その親御さんと一緒に旅行の計画を立てることにしました。「あれもしたい」「これもしたい」と、とても楽しくプランを立てましたが、結局、親御さんは「今の子どもの状況で旅行に行くのはむずかしい」と、ご自身で判断されました。

　結果的には、医療者の判断は正しかったのですが、親御さんが自ら判断して納得したうえで、「子どもの状態がここまで改善すれば旅行に行ける」という目標を持てるようになったため、前向きに子育て・介護をすることができるようになりました。「親が自分で判断することが非常に大切」だと痛感した場面でした。

　このような相談を受けるうちに、「本当に家族の求める支援をしたい」と漠然と考えるようになりました。

🌳 「自分のやりたいことができる」と沖縄へ

● 介護する家族にも旅の楽しみを

　数年後、1人で訪れた沖縄で、たくさんの自然とゆっくり流れる時間にとても癒やされ、魅了されました。「介護に頑張っている親御さんにも、この気持ちよさを経験してほしい」——そんな思いから"旅行支援"を始めようと決めました。これは、自分が家族旅行で大変な思いをした経験があるからでもあります。旅行先では公的支援は使えません[*2]。知らない土地で介護が必要になる旅行は、介護者にとっては疲れに行くようなものなのです。

　では、何を助けてあげればよいのか。どんな情報を提供すればよいのか——「介護経験のある医療者だからこそできることがたくさんある」と確信でき、沖縄へ移住して法人を設立することを決意しました。

● 沖縄での法人設立までの道のり

　沖縄には親戚などもいなかったのですが、一人旅で通った4年間の間に知り合いは増えました。移住直前の1年間は、「おきなわ子どもの医療的ケア研究会[*3]」に定期的に参加し、交流を深めていきました。

　ほんの少しの貯金を持って、単身沖縄へ乗り込みました。最初は沖縄のコミュニティーへ入ることがむずかしく、東京生まれ東京育ちの私が信頼してもらうまでには、いろいろなことがありました。それでも「沖縄なら自分がやりたいことができる」と疑わなかった自分もいました。

　移住してから5カ月後に交通事故に遭い、数カ月間まったく動けないという経験もしました。しかし、東京へ戻ることは一切思い浮かばず、逆に「どうやったら事業化できるのか」を考える時間を与えてもらいました。きっと、不安より期待のほうが大きかったので、そう思えたのでしょう。

　法人設立までの準備はほとんどしておらず、法人を設立してからいろいろなことを進めていきました。沖縄の在宅医療の状況・環境は厳しく、「どうにか支援していく方法はないか」と模索していたなか、たくさんの協力者に会うことができ、数年来交流のあった「おきなわ子どもの医療的ケア研究会」の事務局を務めさせていただけたことで、さまざまなことが見えてきました。

[*2] 使える方法もあるが、手続きに数カ月かかる

[*3] 医療的ケアが必要な子どもと家族の支援を考える会

バリアフリー旅行支援事業

出発から帰宅までサポート

　ハンディキャップのある方の旅行支援では、本人の状況を知ることが非常に大切です。Kukuruでは、ご相談の段階から状況確認書を記載してもらい、本人の状況を細かくうかがうことから始めます。場合によっては本人に直接会うこともあります。状態を把握したうえで、出発から帰宅まで、必要な支援はなんでも行います。

　また、旅行会社と提携し、航空券・宿泊の手配から移動手段、介護サポートまでトータルで支援することが可能です。たとえば、Kukuruでは本人の状況を把握しているので、航空会社と協力して最適な座席指定やスムーズな搭乗を支援できます。

宿泊

　宿泊では、入浴が非常にネックになることがあります。宿泊先に本人の状態にあったシャワーチェアがあるか、またこちらで用意したものが浴室に配置できるかなど、場合によっては宿泊地へ現物を持っていき、事前調査も行います。さらに、宿泊先で快適に過ごせるように、事前にホテルのスタッフへ情報提供も行います。滞在中では、水陸両用車椅子の貸し出しを行っており、どんなに重度の方でも海や浜辺を体験していただくことが可能になりました。また荷物が多くなりがちなので、吸引器やパルスオキシメーターなどの医療機器をはじめ、吸引チューブや注入用のボトルやシリンジなどの衛生材料、栄養剤、おむつなどを、宿泊先にお届けする宅配サービスも行っています。

出張型レスパイトサービス

　旅行中、家族が介護だけで終わらないよう、出張型レスパイトサービスも行っています。「レスパイト」という言葉はもともと「小休止」「休息」という意味で、レスパイトサービスという言葉には、24時間介護をしている方に休息をとっていただく、という意味あいがあります。出張型レスパイトサービスは、観光地や宿泊地に私たちが出向き、ご本人を見守る間に、夫婦だけで食事をしたり、きょうだい児と家族だけの時間、自分だけの時間を過ごすなど、介護から少し離れてご家族にゆったりした時間を味わってほしいと始めたサービスです。このサービスでは、初めて会うスタッフに大事なお子さんや家族を委ねるので、ご家族も相当な勇気がいるはず

で、そんな勇気を出してくれたご家族を本当に尊敬してしまいます。終わった後「久しぶりにゆっくり食事ができた」「家族の誰もが無理せずに時間を過ごせた」などの感想をいただくと、自分のことのようにうれしくもなり、やってよかったと思います。

◎口コミやネットで多くの相談・依頼が

　Kukuruのコンセプトは「家族のための支援」がベースです。これは介護経験者だからこそできる、きめ細かいサービスではないかと思っています。サービス開始から3年が経過し、特に医療的ケアが必要な重度の方が多く、年齢を問わずご利用いただいています。

　今までKukuruを利用して当たり前に旅行ができることをたくさんの人が証明してくれました。自閉症で重度の知的障害のある22歳の青年は、初めて親元を離れ、初めて飛行機に乗り、初めて会うスタッフと3日間沖縄で過ごしました。旅行を通じて、自立という大きく成長する姿を見せてくれました。人工呼吸器を利用している難病のお子さんや成人の方も、発病して初めての飛行機での旅行に、家族もご本人も不安を抱きながらも、最後は旅行が実現できたことで自信や今後の希望につながっているようです。家族と来られた多発性硬化症の女性は、ウエディングドレスを着て写真撮影を楽しまれました（**写真1**）。また、高校の修学旅行でご家族の付き添いなしで来られるケースなど、どの方も、それぞれにいろんな思いを抱え沖縄へやってきます。その大切な思い出づくりにかかわらせていただけることは、大変うれしく、やりがいへとつながっていきます。

　ご利用いただいた方から口コミやインターネットで、沖縄旅行の相談や依頼の申し込みを多数受けるようになり、バリアフリー旅行支援の需要はまだまだあると感じています。

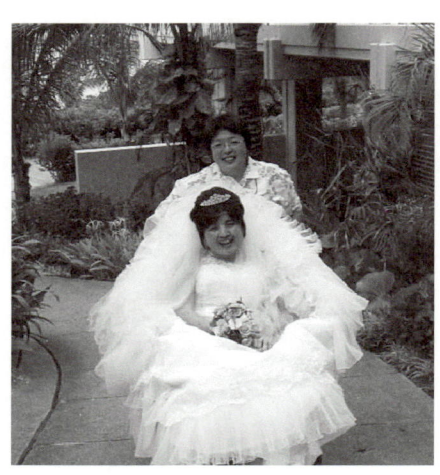

↑写真1　ウエディングドレスを着て写真撮影を楽しむ多発性硬化症の女性（後ろが筆者）

🌳 小児在宅支援事業

　Kukuruでは、医療的ケアが必要な子どもと家族のために「小児在宅支援事業」に取り組んでいます。

● 在宅レスパイトサービス

〔家族が抱きがちな罪悪感〕

　障害者がショートステイすると、いろいろな弊害が生まれることがあります。特に、小児の場合は「預けると必ず具合が悪くなる」という声をよく聞きます。ショートステイやデイサービスは、24時間看護にあたる家族にとっては有益なレスパイトサービスとなり得るものですが、家族にしてみれば「当事者（本人）を預ける」こと自体に強い罪悪感を持ってしまうことがあります。また「介護を放棄するわけにはいかない」「自分だけが休むなんて……」などと考えてしまう気持ちを持つこともあるでしょう。

〔子離れ・親離れのむずかしさ〕

　健常児の子育ての場合、〈保育園→幼稚園→学校〉と、徐々に子離れ・親離れができるようなシステムができあがっています。しかし、障害児の場合はどうでしょうか。特に、医療的ケアが必要な子どもの場合、通常の幼稚園や保育園に行くことはできず、子離れ・親離れはむずかしい、あるいはできないのが実情です。常に介護が必要な場合は、ますますそうなってしまいます。

〔家族以外の人にも介護を委ねる経験〕

　そもそも、「介護」は家族だけがするものなのでしょうか？

　障害の有無にかかわらず、人は多くの人に支えられて生きています。誰も1人では生きていけません。障害児の場合は特に、日常生活のほとんどで人の手を借りなければ生きていけないという現実があります。家族だけで行えば、本人にとっては慣れた手つきで介護を受け、楽であり、安心して生活が送れます。

　しかし、その状態が必ずしも理想的とは思えません。いつ家族が介護できなくなるとも限りません。ずっと同じやり方でしか介護を受けていない子どもがショートステイやデイサービスに行くことになった場合、心身共にそれがストレスとなり、体調不良を起こしてしまう場合も多々あります。家族の支えだけで育った後、知らない社会に放置されることは、健常者であっても非常に大変なことです。ですから、小さなときから当事者（本人）が「家族以外の人に介護を委ねる経験」をすることが重要になってきます。

〔本人の自立にもつながるレスパイト〕

　ショートステイなどを利用する前に、まず本人のテリトリーである「自宅」で家族以外の人に介護を委ねる経験は、その後、本人自身のものとなり「自立」の道につながります。その意味で、家族が自分たちの介護を他者に代替する「レスパイトサービス」は、家族の支援だけではなく、実は当事者本人の自立を助ける大切なものなのです。

家族に「レスパイトは家族のためだけでなく、当事者本人のため」なのだと理解してもらうことができれば、罪悪感を抱かずに休息できることと思います。これができれば子離れ・親離れに役立つでしょう。

在宅レスパイトサービスは、当事者本人の親離れと家族の子離れを進めるうえで、きわめて大事なサービスなのではないでしょうか。

〔介護者が家庭に出向いて見守る〕

このような理由から、Kukuruでは、介護者が家庭に出向いて見守りをする「在宅レスパイトサービス」を始めました。子どもは、自分のテリトリーのなかであれば、他人を受け入れることは非常に上手です。家族もたくさんの荷物を持って移動（外出）する必要もありません。サービスを提供する側としては、経営的には人材育成だけで済むので、非常に合理的だと考えています。

現在は自費ですが、助成事業として「在宅レスパイトサービスの構築やシステム化」に着手しています。在宅生活を始めて日の浅いご家族へは、母親の休息やリフレッシュのため、きょうだい児の多いご家庭では、きょうだい児の学校行事への参加などに利用していただいています。在宅生活を進めるうえで、レスパイトサービスは非常に重要であり、ショートステイ施設が少ないなか、公的サービスになるように運動を進めていきます。なお現在、全国どこでも、このサービスができるようなマニュアル作成を進めています。

● 人材育成：手技練習もできる研修センター開設

医療的ケアが必要な方の家族支援をするためには、家族の代替をしてくださる人材を育成しなければなりません。人材育成も家族支援と位置づけ、医療的ケアの研修を行っています。2011（平成23）年度の法改正を受け、介護職員等による喀痰吸引等研修を始めました。しかし、その後ずっと思っていたことがあります。それは「支援者・家族等の医療的ケアにかかわるすべての方々が、いつでもそれらのケアの練習ができる場所をつくりたい」ということです。

やはり、手技の上達は練習あるのみですから！

そこで、2013（平成25）年11月に「おきなわ医療的ケア研修センター」を開設しました。補助などは一切ないので、きちんとした形になるまでは時間がかかるとは思うのですが、利用するみなさんの声を聴きながら、少しずつつくり上げていければと思っています。

法制度の改正で研修ばかりに目がいきがちですが、研修後のアフターフォローも非常に重要だと考えています。研修センターがあることで、受講する人（支援者）を増やす一助になれればと思います。

🌸 最終目標は英国式の小児ホスピス

◉ 家族が本当に求めている支援とは

　これらの事業を行うなかで、制度などの規制に阻まれず、家族の希望をかなえてあげることができたとき、もっと自分にできるサービスはないかと、やりたいことがどんどん増えています。

　「家族支援」と一口にいっても、決して公的支援だけではありません。むしろ公的支援で賄えない部分こそが、本当に家族が求めている支援ではないかと思うことがよくあります。

　在宅移行に向けての家族支援の多くは病院で指導されるだけで、まだまだ手薄です。特に医療的ケアが必要な場合、家族は不安を感じ、大変な負担にもなります。自宅に帰り在宅となった後も、いつでも相談できる場所の提供、家族への医療的ケアの研修、在宅療養を支援する看護職への医療的ケアに関する研修（啓蒙）など、やりたいことは無限大です。

　また、ハンディがあると旅行へ行きたいと思っても、最初からあきらめてしまう方がたくさんいます。しかし、支援体制が整っていれば、決してむずかしいことではありません。多くの方が沖縄に来られるように、国内に向けて広報活動をしていくと同時に、支援体制の充実を図っていきたいと思っています。そして、沖縄に限らずどこでも旅行に行け、そこで必要なサービスや支援が受けられるような社会になるように願ってやみません。

◉ 当たり前のことを当たり前にできる社会へ

　Kukuruのビジョンは「どんな子どもでも、親でも、当たり前のことを当たり前にできる社会へ〜すべての人がその児（人）らしく生きる場所の構築をめざして〜」です。これを目標に、できない現状を非難するだけではなく、自分ができることをできる範囲でやっていきたいと思っています。とはいえ、事業ベースとしては、助成金や委託事業で成り立っており、収益事業が少ないため、経営が非常に不安定であるという事実もあります。また、すべての事業が専門性を求められるため、人材の確保や育成の必要があるなど、まだまだ課題がたくさんあります。〈やりたいこと（家族支援）＝収益性がない〉ということが多いので、今後Kukuruの事業を安定的に運用できるようになることが大きな課題ですが、コンセプトでもある「日ごろ介護に頑張っている家族を支援したい！」気持ちを、ぶれることなく持ち続け、邁進していきます。

● 支援することで自分自身も癒やされる

　Kukuruの事業は、すべて自分がしてほしかったことなので、家族に感謝されることも多いのですが、支援することで自分自身も癒やされています。利用してくださる方、また協力してくれるみなさんに心から感謝している毎日です。

　Kukuruの最終目標は、英国式の小児ホスピスをつくることです。イルカを飼ってセラピーができる環境を整え、温暖な沖縄で全国からいらした子どもも親も楽しい時間が過ごせる場所をつくっていきます。経営ということに、知識も経験もないので、運営をしていくなかで大変なこともたくさんありますが、自分のやりたいことができるのは大きな魅力です。まだまだ駆け出しではありますが、これからも、多くの方々のお力をお借りしながら、頑張っていきたいと思いますので、みなさまのご協力よろしくお願いいたします。

Column

「村松静子のひとこと」

　沖縄に移住して法人を設立し、バリアフリーの旅行支援と小児在宅支援を事業に。「制度に阻まれず、家族の希望をかなえること」ができていますね。そう、法律の縛りがあるなかで、創意工夫して自分を成長させるのも"開業ナースならでは"です。

一般社団法人 Kukuru（くくる）の概要

- 開　設　2010年1月
- スタッフ　常勤スタッフ3人（看護師・ヘルパー）、登録スタッフ50人（看護師・ヘルパー）
- 事業内容
  ①バリアフリー旅行支援事業
  　バリアフリー旅行のコーディネート／福祉車両レンタカー・介護タクシーなど移動手段の紹介／介護サポート（同行介護・入浴介助など）／出張型レスパイトサービス（観光地やホテルで当事者の見守りサービス）／医療機器（吸引器・パルスオキシメーター等）やシャワーチェアの貸出／おむつ、衛生材料の宅配サービス（必要なものを事前に宿泊地へ届ける）／ナースコールサービス（旅行中に体調不良などがあった場合に、看護師が病院を案内したり、相談に乗ったりするサポートシステム）／観光など旅行全般に関する相談
  ②小児在宅支援事業
  　在宅レスパイトサービス／介護職員等による喀痰吸引等研修・講演会の開催／療育相談など

〒901-0155 沖縄県那覇市金城4-1-1　レジデンスタカラ2階
TEL 098-859-8768
FAX 098-859-8769
http://www.kukuruokinawa.com/
https://www.facebook.com/kukuru（フェイスブック）
http://kukuruokinawa.ti-da.net（ブログ）

事例23 ● コミュニティカフェ

高齢者にとって気軽な"居場所"で新たな互助を
― ワンコインの"カフェ型保健室"を運営 ―

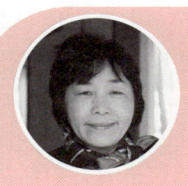

工藤 明美 ●くどう あけみ
NPO法人 小町ウイング
カフェ型保健室 しらかば 代表理事
看護師／介護支援専門員

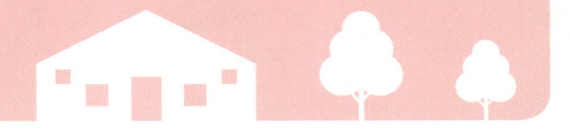

Profile
熊本県生まれ。関東労災看護専門学校卒業後、厚生省看護教員養成講習修了。関東労災病院に勤務後、山鹿市役所訪問指導を経て、城北高校社会福祉科講師、菊水町立准看護専門学校専任教員、YMCA講師、熊本県看護協会ながす訪問看護ステーション管理者を経て、現職。有明高等学校看護専攻科等非常勤講師も務める。

高齢者の思いをくみとり自分ができることは何か

老人訪問指導や訪問看護ステーション管理者を経験

　私は看護師になってから急性期病院に勤めていましたが、1984（昭和59）年に熊本県山鹿市の委託で、老人訪問指導をすることになりました。老人保健法の改正に伴う訪問指導を実施するための地域診断を行い、「寝たきり老人」といわれる人がどのような状況で生活をしているのかなどの実態調査をし、その結果を受けて在宅ケア・家庭看護教室などを開催しました。
　その後、介護福祉士の養成や看護教育に携わったり、訪問看護ステーションの管理者、福祉サービス第三者評価や外部評価の評価者等を経験しました。最近は「大好きなナイチンゲールの看護の原点から学ぶべきことを実践したい」と思うようになりました。高度経済成長期を乗り越えて、超高齢社会の到来や相次ぐ大震災の影響、経済の不安、コミュニティの崩壊などの現状を間近にみて、「自分にできることは何か」と考えています。

◉ "地域づくり"活動で感じた高齢者のニーズ

「小町ウイング」は熊本県植木町[*1]に地域づくりを行う任意団体として2000(平成12)年3月に設立しました。地域の里山の再生や園芸療法、環境教育、「観月会コンサート」「すいかでハロウィーン」などのイベントを開催し、地域資源を活用した情報を発信してきました。また、健康人口を増やすことや地域資源を生かしたコミュニティ再生"まちづくり"の活動に取り組んできました。

これらの活動を行っているなかで感じた地域のニーズは「健康な高齢者の"居場所"の確保」でした。

「介護保険に認定されん者は、どこにも行く場所がなかー」
「車も運転できん」
「友達はデイサービスに行っておらんし、家族は仕事に行っておらん」
「公民館に行っても"なんしに来たなー"と言われるし」

という声を聞いたり、相談を受けることが多くなりました。昔は、縁がわに座って話し込む情報交流の場がありましたが、最近の縁がわはカーテンが閉められ、人が気軽に訪ねて行ける環境ではないようです。

◉ 新興住宅地でも高齢者が過ごしやすく

また、私の住む植木地域は、開発が始まって20年ほど経つ人間関係が希薄な新興住宅地です。この地域でも少子化が進み、独居高齢者や夫婦高齢者だけの世帯が多くなり、困っている人たちが増加してきました。しかし、「行政では敷居が高くて、何を相談していいのかわからない」と高齢者は言います。そこで、「気軽にお茶を飲みながら、困りごとの相談に応じ、高齢者の居場所づくりにもなる"地域の保健室"(コミュニティカフェ[*2])を運営できないか」と考えるようになりました。

「なじみの関係」や「住み慣れた地域で暮らす」などの文言はたくさんありますが、それを構築するためのしくみはなかなかありません。実現するには"新たな互助"が必要です。新たな互助は縁がわや茶の間、コミュニティカフェといわれる"居場所"でつくられるように思います。

◉ "コミュニティカフェ"開設までの準備

"コミュニティカフェ"を開設するためには「人・物・金」が必要です。「人」は「小町ウイング」を運営していた仲間に保健師や看護師がいたためか、ホスピタリティにあふれるボランティアを希望する者が多くいてくれて助かりました。

「物」は建物を自宅の庭に増築したことで、開設費用はずいぶん安価に

[*1] 植木町は2010年に熊本市と合併した

[*2] 地域社会のなかで「たまり場」「居場所」になっているところの総称

*3 熊本県の「地域の縁がわづくり推進事業費補助金」を活用。福祉のまちづくりを進めていくために、誰もが集い、支え合う地域福祉の拠点づくりに先駆的な取り組みを行う団体を支援し、多様な福祉サービスが育つきっかけづくりを行うことを趣旨としている

なりました。

「金」は改修や備品購入に助成事業を活用しました*3。いろいろな助成事業があるので、これから開業される方は検討してみると資金面で助かります。また、改修の際には事業計画と建設期間などを検討しておくことが大切です。

🌳 新しい福祉に挑戦するカフェ型保健室

● 白樺のように地域に根を張ったサポートを

そのような準備を経て、2007（平成19）年度に植木町の住宅街にカフェ風の「地域の保健室」を開設しました。それが「カフェ型保健室 しらかば」（以下、カフェ型保健室）です（**写真1**）。

「しらかば」という名称は「第二次世界大戦後のソ連での捕虜時代に白樺の樹水を飲んで生き返った」という地域住民が、私たちが植樹活動をしていたことも踏まえて考えた名称です。白樺の樹のように地域に根を張って健康をサポートするのが、このカフェ型保健室の役割です。

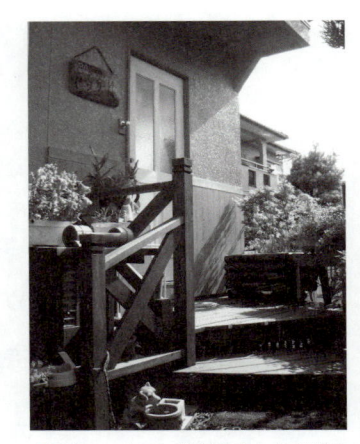

↑写真1　カフェ型保健室しらかばの入り口

開所日には、熊本県の職員や町長も来所されました。このような"居場所"を開こうとしている方は、地域住民の代表など、どのような人を開所日に招くかを検討し、調整されておくとよいでしょう。

● 保険外のサービス／退職看護職の活用で地域を支える

当カフェ型保健室の事業内容は、「相談対応」「居場所づくり」「移動支援」、食育や認知症などをテーマにした「コミュニティカフェ講座」の実施です。利用者数は年間500〜700人で、保健師・看護師・介護支援専門員などの資格を持つスタッフ4人で運営をしています。加えて、食生活改善グループなど地域住民の協力もあります。

地域に新たなコミュニティをつくることが大切であることを、"まちづくり"で学んだことは財産だと思っています。現在、カフェ型保健室では介護保険のサービスは実施していません。"まちづくり"の経験から「介護保険外で地域を支える体制をつくることも、これからの時代には必要である」と思ったからです。

カフェ型保健室は、退職した看護職の活用で地域を支えるコミュニティの再生に取り組んでいるのが特徴です。新しい地域福祉のあり方にチャレンジしていると思っています。

生き生きした利用者の姿から看護の原点を教わる

利用者が持っている力を生かせるよう働きかける

臨床の場であれ、在宅であれ、看護師が担っている責任への評価は高いと思います。カフェ型保健室でも同じことを感じます。なぜなら、看護師による健康チェックや毎週実施する「コミュニティカフェ講座」で、利用者に看護の役割を理解していただいていることがわかるからです。健康チェックで一命を救助したこともあります。

最近では「本人が大規模のデイサービスに行きたがらないので困っている」という家族から、要支援の高齢者や認知症の人まで、さまざまな方が相談に来られます。カフェ型保健室では、このような相談に対し、パーソン・センタード・ケアを大切にして、その人が持っている力を生かせるように働きかけています。そのため、生活の質が改善し、利用者がよい方向に向かっているように感じます。

認知症の方が紙飛行機教室の講師を

85歳の男性利用者Aさんは、もともと糖尿病を持つ認知症の方で、娘さんが「デイサービスに行きたがらず、困っている」と相談にいらっしゃいました。「しらかば」を利用されるようになり、週2〜3回、午前中の2時間ほどを過ごされます。Aさんは地域の公民館の館長をされていたこともあ

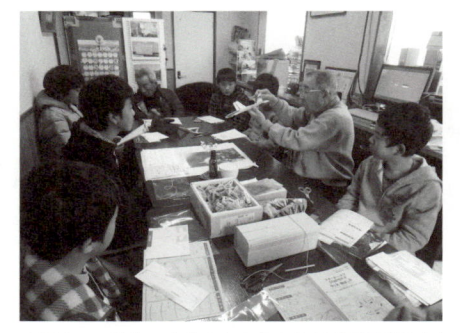

↑**写真2** 学校の冬休みに実施した「紙飛行機教室」

り、スタッフは「Aさんらしさを生かしたかかわりができないか」と考えました。長期の休みになると、子どもたちがカフェ型保健室を利用します。そこで、Aさんに公民館でも実施していたという「紙飛行機教室」の講師をお願いし、交流する機会をつくりました（**写真2**）。Aさんはだんだん表情が明るくなり、生活も改善し、今では利用者のリーダー的存在となっています。

● 利用者の主体的な活動と選択

　ほかにも、「生きがいづくりや閉じこもり防止のための"居場所"をつくろう」と、利用者自らが知恵を出して活動しています。たとえば、着なくなった和服のリフォームを行う「ミシンカフェ」を、カフェ型保健室を活用して高齢者が自主運営で行っており、元気高齢者の働く"居場所"をつくっています。閉じこもりを防ぐツールともなっています。

　また、健康な中高年者向けのプログラムに、要支援認定を受けた利用者に参加してもらいました。それが刺激となり、その方の健康維持・回復につながっています。これは医療保険や介護保険の是正にもなります。

　このように、看護の力を生かしたかかわりと利用者の選択で、さまざまな活動が広がって、カフェ型保健室は手狭となっているほどです。

● 介護保険外のサービスならではの効果

　カフェ型保健室を開設して、希薄な関係だった新興住宅街の住民たちがなじみの関係をつくり、保健室という"居場所"が住民に認知されたことが大きな成果であったと思います。介護保険外のサービスならではの緩やかな関係で、利用者もスタッフもそれぞれが生かされていることに効果を感じます。カフェ型保健室に来られることで、利用者が生き生きと本当に豊かな人生を過ごせていることが、看護の豊かさにもなるように感じ、看護の原点を教えられた思いです。

"看護の力"で社会貢献したい

● 人生の価値観を大きく変えた自身の体験

　看護は、人間の生命や人生にかかわっていく仕事で、生活をサポートすることが大切です。看護は生命力の消耗を最小に整えられる"技"を持っています。今、社会を取り巻く環境の変化のなかで、医療や介護の技術をサポートできることが必要であり、看護はそのような役割を担います。子どもからお年寄りまでが利用できる"地域の保健室"として、「しらかば」が社会貢献できるとよいと思っています。

　実は私は、看護学生のときに若年性糖尿病（1型に近い）を発症しました。何度も治療をしたもののなかなか改善されず、30歳前後に入院、治療中に意識障害となり、1週間ほど昏睡状態となったことがあります。無意識下でさまざまな怖い体験をしました。それがきっかけで大きく人生の価値観が変わりました。

まわりからは「よくそんな大変なことばかりするわね」と言われます。大変さを乗り越えたときに、大きく成長してみえる鍵があります。それが財産かな？と思います。

● 看護に付加価値をつけて対価を得るしくみを

　介護保険事業や収益事業に取り組もうとすると、法人化が必要になります。カフェ型保健室の母体である「小町ウィング」は任意団体として活動していましたが、地域のニーズに応え、さらに運営を広げていくことを考え、2010（平成22）年9月にNPO法人を取得しました。さらに、看護に付加価値をつけて対価が得られるしくみをつくっていくことが大切だと思います。

　地域の"居場所"として、もっと"看護の力"を発揮するために、訪問看護や療養通所介護等の運営を検討しています。遅ればせながら「もう1度看護がしたい」と思う昨今です。

● 利用者の声で利用料をワンコインに

　カフェ型保健室はスタート時、利用料を100円としていました。その後、200円、300円と少しずつ値上げをしましたが、正直、採算のとれるものではありませんでした。

　そんなある日、利用者から、300円ではやっていけないだろうから、500円にしてはどうかというありがたい声をいただき、500円に値上げしました。利用者が自発的に言ってくださったことに、私たちのしていることの価値を認めていただけている思いがします。

● 若い看護師のチャレンジにも期待

　カフェ型保健室のような"居場所"であるコミュニティカフェは、自然発生的に生まれ、全国でさまざまな形で取り組みがなされています。今後もコミュニティカフェは、地域の力となるでしょう。

　これからもカフェ型保健室での活動を継続していきたいと思います。若い人も、責任を恐れない看護師として、"居場所"づくりに"看護の力"を輝かせてチャレンジされるように期待しています。

Column

「村松静子のひとこと」

　退職した看護職を活用して、新しい地域福祉のあり方にチャレンジしているのがいいですね。利用者主体の活動を生み出しているのも、"看護の力"を生かしたかかわりがあってこそでしょう。

カフェ型保健室　しらかばの概要

- 開　　設　2008 年 3 月
- スタッフ　常勤 1 人、非常勤 4 人（保健師・看護師・介護支援専門員・地域住民）
- 事業内容　相談対応／移動支援／居場所づくり／コミュニティカフェ講座
- 利 用 料　1 回 500 円（お茶・菓子付き）、相談は 1 時間 1000 円

〒861-0136 熊本県熊本市植木町岩野 865-39
TEL 096-273-4737
http://www42.tok2.com/home/komachiuing/actual1.html

事例 24 ・ 研修講師・訪問看護ステーションの経営・運営コンサルティング

訪問看護ステーション管理者に経営・運営方法を教えたい
― 全国の訪問看護師をつなぐ "橋渡し" として ―

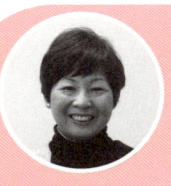

萩原 正子 はぎわら まさこ
一般社団法人 オフィス萩原　代表理事
看護師／保健師／介護支援専門員／社会福祉士

Profile

静岡県立厚生保育専門学校保健学科（現・静岡県立大学短期大学部）卒業。静岡県の浜松市保健所で保健師として勤務した後、1990年東京都内医療機関で訪問看護部門を立ち上げる。1998年には医療法人立訪問看護ステーションの立ち上げに携わり、管理者として訪問看護に従事する。2005年日本社会事業大学専門職大学院修了、同年日本看護協会に就職。日本訪問看護振興財団（現・日本訪問看護財団）で6年間の出向期間を終了し、2011年3月日本看護協会を退職、同年4月より現職。

日本訪問看護財団の研修講師として

● 自らの経験を基に管理者教育

　私は2005（平成17）年から2010（平成22）年までの6年間、日本看護協会の出向者として日本訪問看護振興財団で自らの管理者経験を基に、訪問看護ステーション（以下、ステーション）管理者教育を専門に行ってきました。この間全国に出向き、多くの悩める管理者に具体的な経営・運営方法を教えてきました。多くの管理者から「ステーションの経営状況が改善した」と報告を受けました。また、2010年度の管理者教育調査研究[*1]（財団実施）では数値による研修成果が示され、研修講師としての十分すぎるほどの満足感と達成感を味わうことができました。

　6年間の出向期間を終了し、日本看護協会に戻ることになったとき「成果が出てきたステーションの管理者をこのまま置き去りにしてよいのか？」という内なる声が私のなかに広がっていきました。そして、「より

[*1] 日本訪問看護振興財団：2010年度日本看護協会委託事業「訪問看護ステーションの経営改善のための報告書」

身近な存在として多くのステーション管理者に経営・運営方法を教えることができないか」と考え、起業しました。

🌳 一般社団法人設立へ

● 社会的立場と信用性を考えて選択

　起業を決め次に考えたことは、「個人で起業するか、法人を立ち上げるか」ということです。その際考慮したことは「社会的な立場」と「信用性」です。業務内容から考えると個人ではその2つを満たすことはできないと考え、一般社団法人の設立に至りました。一般社団法人を選択したのは第一に設立手続きが他の法人株式会社やNPO法人に比べて簡単であることや資本金の必要がないこと、また決算の書類が複雑でないことが理由でした。

　法人設立にあたり、まずは設立マニュアル本を読むことから始めました。それと同時にインターネットからの情報収集、労務管理をしている友人への相談をしました。また、司法書士をしている地方に住む従弟にも相談し、設立に関する多くの情報を集めました。そして、まずは定款の作成からスタートしました。

● 定款作成を経て設立手続きが完了

　「定款」は、一言でいうと法人の目的・組織・活動などを定めた規則です。具体的には法人の名称や事業内容、事務所の場所（所在地）、役員構成、事業年度などを定めます。つまり「誰が、どのような事業を、どのような目的や形式で行うのか」を明記するものです。定款は今後取り組むことが明確になっていれば比較的簡単に作成できます。法人の場合、定款は公証役場で認証を受けた後、法務局に他の添付書類と共に提出し受理されると、設立の手続きは終了します。この手続きは、看護職がステーションの開設時に法人格を取得するときも同様です。設立に関する手続き上の負担を軽減しようとするならば、司法書士などに依頼することもできますが、自分での手続きは初期費用の節約を考える方にはお勧めです。ちなみに、依頼するのに比べ費用が4分の1くらいで済みます。

● ホームページの充実などPRを工夫

　「オフィス萩原」の開設にあたってはあいさつ文を作成し、郵送やメールで周知に努めました。訪問看護師はもちろんのこと、より多くの方々に「オフィス萩原」を知ってもらうためにホームページを開設しました。もちろんお金はかかりますが、講師の仕事依頼を受けるために大事な先行投

資と考えました。そのため作成にあたっては、「研修講師を依頼してくださる方にとってわかりやすい内容」という視点で依頼しました。それまでの実績、事業内容の掲載はもちろんのこと、日頃の活動状況がわかるようにコラム欄を作成するなど工夫をしました。コラム名は「訪問看護見たり聞いたり」です。コラムでは講師として赴いた地方の訪問看護師の状況や研修でのエピソードをはじめとして、制度や報酬の解説、研究報告書の詳細など多岐にわたって紹介しています。制度や報酬の運用についての解説は読者から「わかりやすい」と喜ばれています。

名刺の工夫では「訪問看護師のステップアップを支援します」と明記し、業務内容がわかるようにしています。研修で使用するパワーポイントスライドも同様に、業務内容がわかる工夫をしています。このように広く多くの方々に知ってもらうためのPRの努力は惜しむことなく行っています。

起業して感じたこと

○ 殻が破れたように自由に仕事ができる

法人設立し、代表理事として活動することになったとき、業務内容はそれまでと変わりがありませんが、なぜか「殻が破れたように自由に」感じました。それは「立場の違い」によるものでした。それまでは日本訪問看護財団という全国的な組織に所属していたので、職員としての立場を考慮した内容の発言や発信をしてきました。しかし、起業後は自らが立ち上げた法人であり、その代表です。「財団」という大きな看板がないということもあり、自らの裁量と責任に基づいた発言や発信ができるのです。「立場が変わるということはこんなにも自由に仕事ができるのか」と、つくづく感じました。

○ 社会的責任の大きさ

さらに、「働く目的がより明確になった」ことも、起業したことのよさでした。法人設立の趣旨の1つに「管理者を含む訪問看護師の教育支援」を挙げています。もちろんこれは定款に書かれていますし、この目的に向かい研修講師依頼を受け、コンサルテーションを実施すればよいのですから、迷ったり悩んだりすることはありません。

その反面、自由に活動し物が言えることは「発言や発信を含む業務のすべてに責任を持つこと」ができなければいけないということです。また、事業を継続するための経営努力の必要も生じます。つまり「起業する」ということは「より大きな社会的責任を負う」ということになります。

研修講師の役割

各地域の訪問看護の実情を伝える"橋渡し"

　講師としてさまざまな地域に行きますので、講師依頼をいただくにあたり「他の地域の状況が知りたい」と要望されることが多くあります。受講生は自分の地域の訪問看護の状況はわかっているけれど、他の地方はどのような状況にあるのかを知るには、雑誌等の情報に頼らざるを得ません。しかし、訪問看護師は「生の情報」や「エピソード」をタイムリーに知りたいと思っています。

　雪の多い地域や山間部と海沿いでは気候の違いがあり、地域による訪問看護業務のあり方や苦労にも違いがあります。また、他の地域の経営・運営の方法も気になるところです。ですから講師として得た情報やエピソードをできるだけ伝えるようにしています。このような働きかけが全国の訪問看護師の"橋渡し"になればと考えています（写真1）。

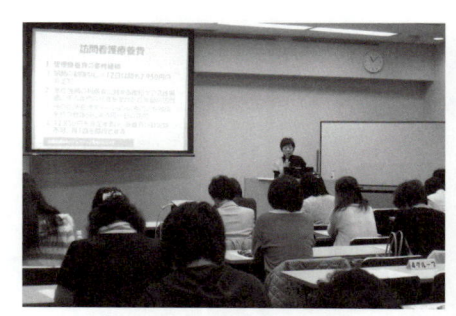

↑写真1　鳥取県での管理者研修の様子。各地の情報やエピソードを交えて講義を行う

退院後の円滑な在宅移行を可能に

　医療機関で働く看護職や管理職の方たちを対象とした研修では、訪問看護の現状を「退院後の在宅移行エピソード」を交えて伝えるようにしています。「看看連携」が重要視されながらうまくいかない現実もあります。それは「互いの状況の理解の不十分さ」に要因があるといえます。医療機関で働く看護職には、退院後の状況を伝えることで連携するときの注意事項が明確になり、円滑な在宅移行を可能にできると考えています。

　このように、さまざまな地方の多様な情報を、必要としている人たちにタイムリーに還元していくことができるのは、小回りの利く研修講師に特化した活動をしているからこそです。

コンサルテーションによる管理者支援

経営・運営上の課題を明確化

　集合研修による複数の方々へのアプローチに対して、コンサルテーションは、私にとっては管理者への個別のアプローチの場です。コンサルテーションとは、一言でいうと「相談の場」です。相談者にとっては、よりこまやかで具体性のある助言を得る機会となります。ステーションの事業収入等の数値のデータを基にステーションが抱えている経営・運営上の課題を明確にして、解決の方法を管理者が実践できる方法で示します。医療機関では管理職経験者もいますが、管理経験のまったくないまま経営・運営を任されている管理者もいます。管理者経験があったとしてもステーションの管理は医療機関の管理とは違うことが多くあり、コンサルテーションの場で管理者としてのつらさに涙する人もいます。それは今まで誰からも経営等について指導されることなくステーションを率いてきたことへのつらい思いが一気に噴き出すからなのでしょう。コンサルテーションの場では、経営・運営上の課題だけでなく看護することと経営との関連性など多くのことを話し合うことで管理者自身がブラッシュアップでき、新たな気持ちで管理業務と向き合えるようになることが大きな成果といえます。

ステーション経営のイメージを変える

管理者への実践的教育が効果的

　現状では、小規模・利益率が低い・赤字経営が多いなど、ステーションにはあまりよろしくないイメージがついて回っています。このような状況から抜け出すためには、管理者への実践的教育が効果的であると考えます。研修やコンサルテーションで実践できる方法を示すと、それに取り組んで成果を出した管理者はやればできることを実感し、積極的に経営改善に取り組みます。それが管理者としての自信につながっていくのを、研修やコンサルテーションを通して目の当たりにします。このように成功体験を得た管理者が管理業務を楽しいと感じ、高いモチベーションを持ち、長い間管理者を続けることができれば、ステーションのイメージを変えていくことになるでしょう。

● ステーションの大規模化・多機能化に貢献を

　在宅医療推進のためにも訪問看護は欠かすことのできないサービスです。今後、より多くの利用者に訪問看護が提供できるためには、経営が安定するようステーションの大規模化が進むことが必須といえます。また、看護の力を示せる多機能化も求められています。これらのことを実現可能とするために管理者の教育にかかわっていきます。そして、今後も管理者の身近な存在として事業をしていきたいと考えています。

Column

「村松静子のひとこと」

　これまでの経験を生かして、訪問看護ステーションの経営・運営コンサルティング事業を行っているのですね。異動によって、それまでの活動を継続できなくなったとき「起業するしかないと思った」とのことですが、そう、その思いが背中を押すんですよ。

一般社団法人　オフィス萩原の概要

- 開　設　2011年4月

　〒252-0301　神奈川県相模原市南区鵜野森 1-30-2-607
　TEL 042-810-0447
　http://www.office-hagiwara.com

事例 **25** ・バリアフリーの宿・訪問看護

旅行がむずかしい方にも
旅の幸せを感じてほしい

―"看護師の視点"が生かせる宿をオープン―

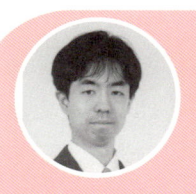

桐木　智一 ●きりき　ともかず
和みの風　オーナー
看護師

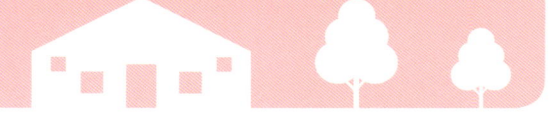

Profile
1998年慈恵第三看護専門学校卒業後、慈恵第三病院に入職。2001年より東札幌病院緩和ケア（PCU）病棟に勤務し、2003年に柏葉脳神経外科病院に勤務。2004年に帯広に移住、帯広地域訪問看護ステーションに勤務。2008年に和みの風をオープンし、現在に至る。

看護師から宿のオーナーへ――どうして宿なの？

●旅行がむずかしい方を迎え入れる宿をつくりたい

　大学3年生のころ、臨床心理とターミナルケアに興味を持った私は、大学卒業後、看護師の道を選択しました。看護師となり、東京の大学病院で3年間勤務した後、結婚と同時に大好きな北海道へ引っ越し、念願の緩和ケア病棟に勤務することができました。

　あるとき、「看護師を続けていくと……」と、ふと将来のことを考えました。「患者さんとのかかわりを大切にしていきたい。でも先行きは現場から離れていく」――そんな気がした私は、まだ看護師を始めて5年だというのに、病棟看護師ではない看護の仕事を考えるようになりました。そのような日々が続いていたとき、ハッと思い出したのが、新人のころに聞いた患者さんの言葉でした。

　「看護師さんが一緒だったら、旅行できるのになぁ」

　病棟で出会った片麻痺の方の多くが、ほとんど外出しておらず、看護師から見れば十分活動できるレベルなのに「旅行なんてできるわけがない」

とはじめからあきらめている現状を知りました。

「だったら、迎え入れる宿をつくればいいんだ！」とひらめいたのです。

「旅は最高のリハビリ」という言葉があります。そして、旅先に「看護師がいる」ことは大きな安心材料です。意欲に燃えた私は「旅行がむずかしい方でも、旅の幸せを感じてほしい」と一気に事業計画書を書き上げ、さまざまな方が安心して泊まれる宿をめざして動き出しました。

看護師として働きながら宿をオープン

宿をつくる場所は十勝に決めました。北海道らしい景色であるうえに、食材の宝庫、札幌から3時間もあれば到着するというアクセスのよさも一因です。資金の関係から、既存の建物をリフォームすることにしました。しかし、なかなか思う物件が見当たらず、半ばあきらめかけていたとき、運よく声をかけてくれたのが十勝・清水町役場の方でした。紹介していただいた物件は、保育園や公民館として使用されていたもの。小鳥がさえずり、時折リスが跳ね、青空と大地が広がる、そんなとても落ち着ける風景がそこにはあり、決定に至りました。

「片麻痺の方にもぜひ来ていただきたい」と考えた私は、勉強のために脳神経外科の病院に勤務しました。その後、現地の状況をもっと知りたいと帯広へ移住して、患者さんの生活を知るべきだと考え、訪問看護ステーションに勤務しました。看護師として勤務しながら、リフォームの設計、備品や什器の購入、書類の作成などを進め、2008（平成20）年7月、「和みの風」はオープンしたのです。

日常を忘れてリラックスしてもらいたい

●障害者と一般の方との"溝"を埋める

「和みの風」をオープンする前に、「バリアフリーの宿」を数カ所、下見に行きました。そこで感じたものは、障害者に対して安心なサービスを進めるあまりにできる、一般の方との"溝"でした。内装1つとっても、無機質なステンレスが目についたり、広すぎるスペースが落ち着かなかったりと、理想とは異なりました。

私たち夫婦は、ほっこりとした和風の雰囲気が好きなので、建物や装飾を木で統一しました。手すりは木材で2段にし、機能性を保ちつつも雰囲気に溶け込むようにしたため、手すりとは気がつかない方もいます（**写真1**）。玄関のスロープは必要時のみ設置し、普段は収納できるようにしま

した。常時置いてしまうと玄関を占領してしまうだけでなく、不必要な方には危険だからです。こういった工夫を重ねて、理想へと近づけていきました。

　障害があるからといって、あまり特別にはしたくありません。ほかのお客さまと同様に、日常を忘れてリラックスしていただくためにはどうしたらよいかと、常々考えています。

● 満足につながる看護師としての かかわりとは

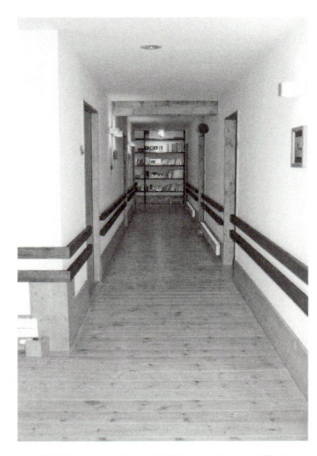

↑写真1 風景に溶け込んだ手すり。廊下も木の趣が生かされている

〔どこまで介入するか：入浴介助など〕

　車椅子を利用する脳性麻痺の方がいらっしゃいました。何度も一緒に旅行しているボランティアの方、以前、ヘルパーとして自宅を訪問していた方と、3人での宿泊です。予約時は有料の入浴介助を依頼されましたが、夕食後、急きょ変更されました。

　「いいよね。女同士だもん、一緒に入っちゃおう」

　3人での楽しい入浴時間は、介護する側・される側ではありません。友人として一緒に旅行を楽しんでいるという関係性があり、みなさん満足されたと感じました。私たちスタッフによる入浴介助では、このようなすばらしい時間を持つことはむずかしかったと強く思いました。

　一方、片麻痺となり、施設に入居されている方がいらっしゃったことがあります。「母親にも旅行させたい」と3人の娘さんが計画され、4人での宿泊です。

　「ゆっくりお湯に浸かりたい」──そう母親が希望していると、入浴介助の依頼があり、妻が介助に入り、娘さんたちは傍らで見学されました。リフトで浴槽に浸かった後、「娘さんとの時間を大切にしてほしい」と考え、妻は浴室から出てきました。しかし、間もなく娘さんから声がかかりました。本人に聞いてみると、普段は臥床したままの入浴のため、久しぶりの坐位での入浴は不安が強かった様子。娘さんたちもどのように接してよいのかわからず、困ってしまった様子でした。

　ほかにも、排泄・オムツ交換・食事・体位調整と、娘さんたちは四苦八苦され、ところどころで声がかかり、介入しました。

〔旅という非日常での介入のむずかしさ〕

　母親と娘さんたちに「旅行できた」という満足感は得られたようですが、日常を忘れてリラックスできたかというと疑問が残り、お互いに疲れただろう、大変であっただろうと、感じずにはいられませんでした。もしかす

ると、本人・家族共に、スタッフが看護師であればすべての介護をしてくれると考えられていたのかもしれません。

　入浴をはじめとする日常生活のさまざまな場面において、病院や在宅では当たり前に看護者が介入します。しかし、治療でも生活でもない"旅という非日常"のなかで、私たちがどのような介入をすることが満足につながるのか、考えさせられます。宿なので、本人や家族に情報収集をすること自体、違和感を覚える方もいらっしゃるかと思います。その意識の差をどうやって埋めていくかが、今後の課題の1つです。

● 食物アレルギーというバリア

〔息子を通じて知った親の大変さ〕

　開業準備中、息子が生まれました。生後3カ月目には発疹・掻痒感が現れました。診断名はアトピー性皮膚炎。食物アレルギーによるもので、アレルゲンは卵・牛乳・米・小麦・イモ類・牛肉・鶏肉・タラと多数でした。

　食べられる食材を探してお店を回り、やりくりする日々。旅行はおろか、外食すらままならないなかでの看護師勤務と、休日の土地探しが続きました。このとき、事業計画書に自ら記していた「旅行がむずかしい方」というのは、身体が不自由な方ばかりではないと、身をもって体験しました。

〔追加料金なしでアレルゲン除去食を提供〕

　食物アレルギーを持つ子どもの親の気持ちが理解できた私たちは、追加料金をいただかずに、サービスの1つとしてアレルゲン除去食を提供しています。食材の間違いが病状を悪化させる危険性もあるので神経を使いますが、なかなか旅行に行けなかった私たちの願いからです。

　「小麦アレルギーで大変でした。私が一番ゆっくりできました。ここでは安心していられました」といった母親の声をいただけるのは、息子のおかげだと痛感しています。

個別性あるサービスに生かされる"看護の視点"

　宿を始めて、都市部の病棟看護師を続けていては得られなかった、数多くの体験を得ています。常に十勝の大自然にふれられることにも、とても満足しています。周囲は畑に囲まれ、近所は農家・酪農家ばかり。今まで普通に食べてきた野菜や牛乳がこんなふうにつくられ、出荷されているという現状を肌で感じることができました。その作物に対する想いを多くの方から聞くこともできました。また、サービスを提供するにしても、経営者となったことは、幅広い視野を持つために十分な役割を果たしているように思います。

宿を始めると、実にさまざまな方と出会えます。お客さん1人ひとりが、どのようなことを望んでいるのかを考えながら、サービスを提供していきたいと思っています。その個別性を考えることそのものに、"看護の視点""看護師の視点"が生かされていると考えます。

　当宿に対して「とても満足できました」と感想をいただくのも、お客さんの小さなニーズを敏感にキャッチできたからだと思っています。「"看護の視点"が生かせるのは病院だけではない」と、あらためて感じられたのは、この仕事を始めたからです。

　"hotel"も"hospital"も語源は同じ"おもてなし"。「相手の気持ちを感じ、行動することで満足してもらう」といったプロセスに、"看護の原点"を感じられるようにもなりました。

🌸 1人でも多くの方に旅の幸せを感じてもらいたい

● 看護師がいることを生かした旅行プランを

　健康上の不安があり、旅行がむずかしい方の宿泊は、まだ1割ほどです。「看護師がいる」という特殊性を生かし、旅行することをためらわれている方々が「外に出てみよう」と考えられるきっかけに、当宿がなれたらと思っています。そのためには、他の宿と連携をはかり、さらに旅行しやすいプランを提供する必要があると考えています。

　現在、日中は私たちスタッフが不在になることが多いこともあり、食事を用意することがむずかしいため、連泊をお受けできない状況です。いずれキッチンを備えた離れをつくり、長期宿泊を希望される方にも対応できるよう、整備していきたいです。訪問看護を希望される方や末期がんの方も、その離れを利用してケアを受けることができれば、"旅行"というすばらしい時間を提供できます。看護師として、宿を始めてよかったと、これほど思えることはないと考えています。

　夏期以外の平日はお客さんが少ないため、私は現在でも訪問看護を続けています。妻も看護師として働いています。大変ですが、それ以上にやりがいを感じています。

　私たちの宿を通して1人でも多くの方が、旅の幸せを感じて元気になれるよう、続けていきたいと頑張っています。

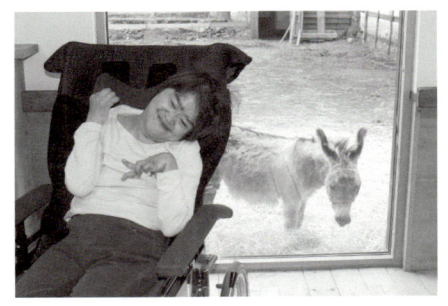

↑**写真2**　お客さんと、飼っているロバ。餌をあげることもできる

> **Column**
>
> **「村松静子のひとこと」**
>
> 　患者さんの「旅行なんてできるわけがない」の言葉にひらめいて、訪問看護師として働きながら宿をオープン。お客さんの小さなニーズや個別性をキャッチするのに"看護師の視点"を生かしています。"看護の原点"を感じているのがいいですね。

和みの風の概要

- 開　　設　2008年7月
- スタッフ　2人（看護師）
- 事業内容　バリアフリーの宿
- 設　　備
  ・定員12人
  ・平屋5室（和室2室・洋室3室）
  ・バリアフリー（玄関のみスロープあり）
  ・介護用ベッド（1モーター、2モーター各1台）、浴室用リフト、オストメイト用トイレ完備
- 利 用 料　宿泊：大人（中学生以上）8800円、子ども（小学生）6300円、乳幼児（6歳以下）3800円（1泊2食付き）／入浴介助1時間3000円

〒089-0101 北海道上川郡清水町人舞289-38
TEL 0156-62-6303
http://www9.plala.or.jp/nagominokaze/

めざせ！ 開業ナース 地域での起業 25 の実際
在宅看護・介護から多機能サービス，ワンコイン健診，街角ホスピスまで

2013 年 12 月 10 日　第 1 版第 1 刷発行　　　　　　　　　　　　　　　〈検印省略〉

監　　修・村松静子
発　　行・株式会社 日本看護協会出版会
　　　　　〒150-0001 東京都渋谷区神宮前 5-8-2　日本看護協会ビル 4 階
　　　　　〈編集〉〒112-0014 東京都文京区関口 2-3-1　TEL / 03-5319-7171
　　　　　〈コールセンター：注文〉TEL / 0436-23-3271　FAX / 0436-23-3272
　　　　　http://www.jnapc.co.jp
装　　丁・齋藤久美子
本文デザイン・新井田清輝
表紙イラスト・Mew's Community, Inc. & 市川彰子
DTP・印刷・株式会社 教文堂

本書の一部または全部を許可なく複写・複製することは著作権・出版権の侵害になりますのでご注意ください。
ⓒ2013 Printed in Japan　　　　　　　　　　　　　　　　　　　　ISBN978-4-8180-1790-0